Oral Radiosurgery
口腔高频电波刀手术
An Illustrated Clinical Guide
临床指导图谱

第3版

Oral Radiosurgery
口腔高频电波刀手术

An Illustrated Clinical Guide

临床指导图谱

第3版

（美）杰弗里·谢尔曼 著
（Jeffrey A. Sherman）

赵领洲 译

北方联合出版传媒（集团）股份有限公司
辽宁科学技术出版社
沈阳

图文编辑

刘　娜　杨　洋　刘　菲　赵圆媛

Oral Radiosurgery: An Illustrated Clinical Guide, 3rd edition / by Jeffrey A. Sherman / ISBN, 978-1-84184-461-9
Published in 2018 by CRC Press

Copyright© Jeffery A. Sherman 1992, 1997, 2005

Authorized translation from English language edition published by CRC Press,part of Taylor & Francis Group LLC; All rights reserved;
本书原版由Taylor & Francis出版集团旗下，CRC出版公司出版，并经其授权翻译出版。

Chongqing University Press is authorized to publish and distribute exclusively the Chinese (Simplified Characters) language edition. This
edition is authorized for sale throughout Mainland of China. No part of the publication may be reproduced or distributed by any means, or
stored in a database or retrieval system, without the prior written permission of the publisher. 本书中文简体翻译版授权由辽宁科学技
术出版社独家出版并限在中国大陆地区销售。未经出版者书面许可，不得以任何方式复制或发行本书的任何部分。

Copies of this book sold without a Taylor & Francis sticker on the cover are unauthorized and illegal. 本书封面贴有Taylor & Francis公
司防伪标签，无标签者不得销售。

©2020，辽宁科学技术出版社。
著作权合同登记号：06-2019第133号。

图书在版编目（CIP）数据

口腔高频电波刀手术临床指导图谱：第3版 / （美）杰弗
里·谢尔曼（Jeffrey A. Sherman）著；赵领洲译. —沈阳：辽
宁科学技术出版社，2020.9
ISBN 978-7-5591-1639-0

Ⅰ.①口⋯ Ⅱ.①杰⋯ ②赵⋯ Ⅲ.①高频电刀—口腔外
科手术—图谱 Ⅳ.①R782.05-64

中国版本图书馆CIP数据核字（2020）第114904号

出版发行：辽宁科学技术出版社
　　　　　（地址：沈阳市和平区十一纬路25号　邮编：110003）
印　刷　者：上海利丰雅高印刷有限公司
经　销　者：各地新华书店
幅面尺寸：210mm×285mm
印　　张：12.25
插　　页：5
字　　数：260千字
出版时间：2020年9月第1版
印刷时间：2020年9月第1次印刷
策划编辑：陈　刚
责任编辑：殷　欣
封面设计：袁　舒
版式设计：袁　舒
责任校对：李　霞

书　　号：ISBN 978-7-5591-1639-0
定　　价：298.00元

投稿热线：024-23280336
邮购热线：024-23280336
E-mail:cyclonechen@126.com
http://www.lnkj.com.cn

第3版序
FOREWORD TO THE THIRD EDITION

长达113年以来，科学家、研究人员、临床医生和工程师致力于一个共同的目标，那就是消除对刀片、剪刀以及其他机械器械的需要，寻求一个清晰无血的术区。d'Arsonval、Oudin、Wyeth、Bove、Ellman和Maness等是在这一探索历程中的关键人物。我们见证了从灼烧术到电手术再到高频电波刀手术的发展演化。与此同时牙科也发生着翻天覆地的变化。

诊断、预防和治疗的进展使得患者较之以前能够保持更天然的牙列。牙列缺失可以用成功率极高的牙种植体修复。龋发生率大大降低，并且采用最微创和美观的材料予以治疗。数字化技术可以铸造和切削精密的修复体。在由精致光学元件构成的放大镜和手术显微镜以及更强的照明的帮助下，现在我们进入了"显微牙科"时代。牙医现在都成为了"显微外科医生"。精细的器械使得牙医可以做之前不敢想的治疗操作。现在有了非常细的超声工作尖可以让治疗非常微创。许多病例的修复治疗可采用微创技术（如贴面和窝沟封闭等）来完成。高频电波刀手术的应用使得专科和全科医生在软组织处理时可做得更多。手术刀在软组织切除方面的应用真的有限。高频电波刀手术既可以快速切除大范围组织，也可以做极其小的切口和组织表面修整。牙医现在可以做口内"牙科整形手术"，并且在清晰无血的术野下完成。牙医可以大幅度或小幅度改变组织形状，从切除多余组织到笑线改善。外科医生除了做肉眼水平的手术外，还可进行显微水平操作。数年来，每个医学专业都在享受着高频电波刀手术的精准和多能，并且牙医还不断地在该领域发现新的应用和技术。

精通高频电波刀手术必须有一本适合于从新手到想了解更多用法的资深使用者的教科书。Sherman医生的这本书就符合这样的特点。多年来他在本领域就是国际知名权威专家和教育家。他渊博的知识和多年的临床经验在本书中予以详尽描述，使得使用者很容易理解高频电波刀手术的工作原理。在本书的主体部分，用精美的照片和示意图对每一种术式进行了一步一步详尽的说明。在书的最后部分包含掌握该技术的相关实验室练习。通过阅读学习本书，可使该专业的学生非常自信地使用该技术并且达到较高的技术水平。本书值得每个牙医拥有。

John J. Brescia，DDS

第2版序
FOREWORD TO THE SECOND EDITION

在过去10年，牙科得到了飞速发展——骨结合、牙科粘接技术、动能制备（喷磨）是目前临床"流行"词。然而高频电波刀手术这样一个经过实践验证正确的治疗模式，其巨大潜力尚未被广大牙医所知晓。临床医学已经认识到各种高频电波刀手术实际上是一种不可或缺的治疗模式。然而在牙科领域，高频电波刀手术对从口腔外科医生到全科牙医的日常治疗所能提供的众多的治疗模式尚未引起足够重视。在功能性牙体修复、冠桥修复、正畸以及口腔外科中，高频电波刀手术在谨慎正确使用的前提下，是处理软组织问题的一种神奇而又简单的方式。

随着美学牙科的发展，治疗不仅仅局限于修复受损的牙齿，而是要整体改善笑容。此时，软组织的美学处理和软组织修复对于口颌面美学的整体处理至关重要。高频电波刀手术强大的多用途使它成为不断增多的牙周美学手术的首选治疗手段，更别提它在修复技术中的应用。

然而，高频电波刀手术的口腔医学教育却十分匮乏。Sherman医生的这本书为全科牙医了解该技术的巨大潜力、不同具体技术的一步一步详细方法，以及支撑安全有效地使用高频电波刀手术的生物学原理提供了很好的机会。该书是不可或缺的，值得每一个牙医拥有。

David A. Garber，DMD

第1版序
FOREWORD TO THE FIRST EDITION

当以合适大小的电流熟练巧妙使用时，电手术（electrosurgery）的许多临床优点可以极大地简化、促进和提高牙科治疗。当使用不当时，也有可能发生大范围软组织和骨的破坏。本书的目的是帮助大家掌握安全有效地使用电手术的相关专业知识。

这些优点来源于电手术电流的奇特固有特点。当高电磁频率电流通过一个精细的针状或环状电极恰当地应用到组织的时候，因组织对电流通过的阻抗会产生热量，在热作用下电极与组织接触线上的细胞分解气化。结果是形成完全无创的切割伤口，形成无法从周围软组织分辨的柔软的软组织愈合——这与刀片切割伤口的挛缩性瘢痕组织愈合形成强烈的对比。

完全过滤波形高电磁频率电流（CWRF）的切割刀口和刀片切割刀口很像。在熟练操作的情况下，切割边缘从临床上或组织学上无任何凝固的迹象，会伴有出血。而完全整流部分过滤高电磁频率电流可沿着切割组织表面同时形成固有的1~2层细胞厚度的凝固。该凝固具有自限性并且微小到临床上或组织学上难以发现，但是它有效地封闭了切断的毛细血管和淋巴管的断端，创造一个无血的术野。当进行活检切除时，该封闭效应也为阻止肿瘤细胞的术区转移提供了极宝贵的保障。

凝固电流（部分整流）同样具有许多优点。特别是用小蚊式钳钳住出血处，然后用一个小球状凝固电极向蚊式钳喙施加凝固电流立刻止血的能力。还有就是在软组织表面点状凝固以阻止愈合中软组织的增殖倾向。如果有模拟电灼电流（simulated fulgurating current），它对于原位破坏不需要的组织以及控制表面渗血非常有价值。

除了以上临床优势，熟练的医生还会获得两个个人方面的意外收获：节约相当重要的椅位上操作时间和显著降低医生的椅旁压力。然而我们应当牢记的是，电手术不是魔法，也不是一厢情愿就能获得的专业技能。牙医必须为获得必备技能有所付出，包括参加至少一次有意义的讲座或一次实操型的基础电手术课程，阅读学习全面的、表述明晰的、临床一步一步指导说明的教科书，在牛肉上练习手术器械操作以及在小牛下颌骨上模拟临床口腔术式操作，练习、再练习和更多的练习。

常理"熟能生巧"真的是电手术成功的关键。一本通俗易懂、简明扼要的练习指导指南可提供重要的练习指导和快速参考信息。Sherman医生的这本书完全可胜任该角色。

Maurice J. Oringer, DDS

前言
PREFACE

高频电波刀手术设备现如今是牙科最重要和多用途的设备之一。它应用广泛，从做手术切口到止血。它具有在实现安全、快速和高效切口的同时提供一个清晰术野的优点。一个无压力并且出血极少的切口，常常不需要缝合。

高频电波刀手术（radiosurgery）是针对最先进的电手术（electrosurgery）的叫法。高频电波刀手术设备采用一个高频电磁波信号来做切口，以前是用较低频率的电手术设备来做切口。高频电磁波信号可实现一个更细、创伤更小的切口，因此在各种精细的牙周手术中越来越多地得以应用。

高频电波刀手术在牙科的应用源自它在医学和兽医学领域的应用。最早发明的牙科电器械原型是烧灼设备。使用时，将电极尖加热至红热，然后放在组织上实现组织凝固。在此过程中，Ⅲ度烧伤引起随后的止血。该烧灼电流（cautery current）对于口腔的薄黏膜组织是有损伤的。单极电疗（hyfrecator）或火花隙振荡器（spark gap generator）也用来实现电凝，但是它们在口腔的应用也非常有限。

为牙科制造的最早的电手术设备之一是由来自芝加哥的一名工程师William Cameron于1928年设计的，他创立了Cameron公司（现在的Cameron-Miller手术器械公司）。William Coles是最早的全身心致力于设计、制造和销售牙科专用电手术设备的工程师。他提出了用两个汞气整流二极管作为

整流器来生成全波调制波形（full-wave modulated signal）的设计，该波形通常被称为"完全整流波形（fully rectified waveform）"。在此之前，整流器未被使用的时候，电手术设备只能提供半波调制波形（half-wave modulated signal waveform），也就是通常所说的"部分整流波形（partially rectified waveform）"。

Maurice J. Oringer医生对牙科电手术开展了广泛深入的研究，他被称为"牙科电手术之父"。Oringer医生的著作《牙科电手术（Electrosurgery in Dentistry）》为牙医使用电手术铺平了道路。1963年，Oringer医生成立了美国牙科电手术学术专业委员会（American Academy of Dental Electrosurgery），该学会至今依然很活跃。

口腔内柔软薄弱的软组织需要更加精细的切割电流。Irving A. Ellman医生，他既是牙医又是电工工程师，他于1973年设计和研发了一款具有超高频和4种不同波形的电手术设备。这种独特的线路设计获得了一项美国发明专利，"纯"的过滤波形诞生了。Ellman医生随后成立了公司，公司现在以他的名字命名。

现代的高频电波刀手术设备是一个高水平的多波形设备，可进行多种多样的临床操作。

本书的目的是让牙医对临床高频电波刀手术技术的方法有一个清晰、彻底和一步一步详细的认识。书中对高频电波刀手术设备及其组成部分进行了详细描述。同时，对术后伤口护理和注意

事项进行了详细说明，以便能给牙医和患者一个更舒适的结果。

　　本书中实验室练习部分的设计理念是为了让牙医能够熟练操作高频电波刀手术设备。强烈建议对高频电波刀手术感兴趣的医生参加实操课程。

　　愿本书能成为一个详细的参考指导，帮助大家在操作高频电波刀手术设备和不同临床应用中建立自信。

Jeffrey A. Sherman

致谢
ACKNOWLEDGMENTS

对本书撰写过程中给予我支持和帮助的人深表感激。对所有参与的人表示感谢。

John J. Brescia医生是芝加哥伊利诺伊州的一名全科牙医。John从我的高频电波刀手术课程中学到了大量的知识并且将其应用于临床实践。透过John对高频电波刀手术的激情讲述和他在诊所收集的不计其数的高频电波刀手术操作的照片，我们可以看到他对高频电波刀手术的热爱。通过在我的系列课程上作为助教以及他自己的课程，John在高频电波刀手术方面渊博的知识帮助了全世界成百上千的牙医。其实John已经成了我的挚友，因此我非常荣幸John同意写第3版的序。

David A. Garber医生是世界著名的作者、讲师和医生。他是佐治亚牙学院牙周科和口腔康复科的临床教授。Garber医生参与筹划了在佐治亚州亚特兰大的Thomas P. Hinman口腔会议，该会议是展示牙科新技术和新进展的最前沿会议之一。我非常高兴如此杰出的同行David A. Garber医生能为第2版写序。

Maurice J. Oringer医生一直是致力于牙科电手术的典范。他是美国牙科电手术学术专业委员会的创立者和牙科电手术相关的书本教科书的作者，他能为第1版写序我倍感荣耀。

Irving A. Ellman医生是一个对研究充满好奇的开业牙医。当我刚毕业的时候，我有幸在多个场合和他谈论电手术的发展。Ellman医生真是一个天才型的创造者，致力于牙科专业。他是我的启蒙者。他对电手术领域研究和教育的支持至今仍然通过Ellman家族的努力在延续。

我还想对许多人表达感谢。感谢法国巴黎昂热大学的Bernard Guillaume医生允许使用种植体的系列病例照片；感谢得克萨斯的Larry Dunn允许使用病例照片；感谢Sue Cohen硕士花费时间、精力和耐心来处理本书中的许多图片；感谢Ron Futral先生在制作本书中实验室练习部分的许多示意图时花费了很多时间和精力；感谢Gene W. Chiusano先生在长期摄影中给予的耐心帮助；还要感谢Bill Bernstein先生、Richard Kelstein先生、Joel Goldenberg医生、Judy Bloom女士和Stephen P. Fielding女士帮助我获取诸多所需的研究材料。

与Taylor & Francis医学图书公司的Martin Dunitz & Parthenon出版社合作得非常愉快。感谢Robert Peden和Cathy Hambly的帮助与指导。

对改就诊时间表示非常理解的我的患者致谢，感谢允许拍摄手术过程照片的患者。

此外，感谢我的办公室员工Joan Bulla、Kathy Mazzamuto和Catherine Rocco在写这本书的时间里的支持与理解。

由衷地感谢Fran McHugh在此书出版过程中花费了大量时间。Fran是本书制作中不可或缺的成员，在拍照、研究、打字、排版和编辑方面做了大量工作。我们之间大量的分歧显示了她真的想把这本书成功出版。她的巧妙的批评和鼓励让我在遇到压力时能够继续前行。Fran的热情也感染到了她的家人，Tracy和Kelly帮忙复印。我必须感谢她的丈夫Kevin能理解她在本书出版过程中的付出。

感谢我的母亲和父亲，正是由于他们对我的爱和支持，我才能致力于牙科事业。

我想再一次对我的家人给我的支持致谢。谢谢我的女儿Jodi和儿子Brett，最想表达感谢的是，在一起吃许多个周日早午餐时，我正在处理的"令人倒胃口的牙科照片"没有让大家"倒胃口"。更高兴的是最后还有了大家的"最喜欢案例"。

致我的妻子Roz：我对于能在无数个"工作的周末"写作和编辑直至深夜而感激不尽。我永远都无法忘记在我演示幻灯片的时候，你带着疲倦打扫房间。在本书编写全程，你在编辑上给予的帮助，伴随着你一直给予的爱和奉献，使得这个新的梦想最终实现。能拥有这样一个充满爱意的家庭我真的非常幸运。

目录
CONTENTS

给Roz、Jodi、Owen和Brett，用我所有的爱

1 高频电波刀手术的原则和理论
PRINCIPLES AND THEORY OF RADIOSURGEY

高频电波刀手术原则

高频电波刀手术采用高于AM而低于FM频率的3.0~4.0MHz的高频电磁波。高频电磁波信号可产生无压力的、显微水平光滑的切口，切开的同时止血并且对组织的影响极小。高频电波刀手术设备产生电磁波后传递给两个金属电极，一个是主动电极，另一个是被动电极。小的金属丝电极是主动电极，大的金属天线板是被动电极。

将软组织置于两个电极之间，高频电磁波信号会从主动电极流向被动电极（图1.1）。由于组织对电磁波信号的天然阻抗，高频电磁波沿着组织传递会使组织加热。而组织对电磁波信号的阻抗和产热，电极尖端会产生细胞破坏和气化。电磁波信号由主动电极引导穿过组织，留下一条细胞破坏的路线，从而形成切口。

高频电波刀手术可以是单极模式器械，也可以是双极模式器械。单极模式下，用一个细的钨丝做切口。该模式用于精细地切除组织或外形修整。双极模式用于显微手术中精准的点状凝固。双极模式是由两个独立的彼此平行的金属尖构成的电极。切割电流信号在两个金属尖之间传递，形成切口或凝固。在牙科，很难用两个金属尖形成一个细的切口，其中一个金属尖切割，另一个作为被动电极天线。双极模式更多用于大临床医疗手术，因为在临床医疗手术中出血很常见，而在牙科，我们在一个相对出血较少的术野里工

作，可以用双极模式的止血功能。笔者确实用过双极模式，但是在临床上更喜欢用单极模式，因为它切割精细、易于控制和操作。

高频电波刀手术设备相关理论

高频电波刀手术设备包括变压器（transformer）、供电系统（power supply）、放大器（amplifier）、整流器（rectifier）以及多种多样的电路。高频电波刀手术设备的运行原理见图1.2。

高频电波刀手术设备从墙上的标准交流电源插孔获得供电。标准交流电立即由高频电波刀手术设备里的供电系统转为直流电。该直流电流入调谐电感/电容电路，或称之为LC电路，该电路生成电磁波频率（RF）——高频电波刀手术信号的基础要素。牙科高频电波刀手术/电手术设备的频率在1.0~4.0MHz的范围内。电磁波频率通过高频波形调节器（adapter）改变电磁波的形状和波幅，从而形成手术所需的不同波形。之后不同波形通过高频放大器增加不同波形的功率。放大后的不同波形随后流经最后的耦合电路（coupling circuits），该电路是将放大后的不同波形传递到电极上所必需的。电极与软组织接触，输出不同的电磁波波形。软组织切割通过电磁波经过组织所积聚的热来实现。

电磁波信号的波形是多种多样的。完全整

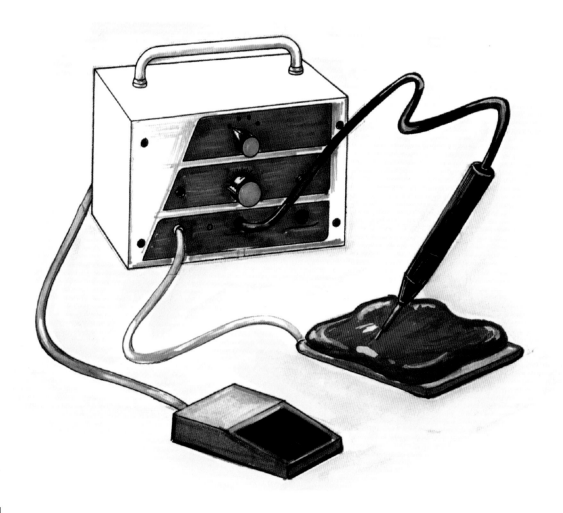

图1.1

高频电波刀手术构成：电波信号从高频电波刀手术设备通过一个主动或切割电极传到软组织，然后通过天线或被动电极回到设备。

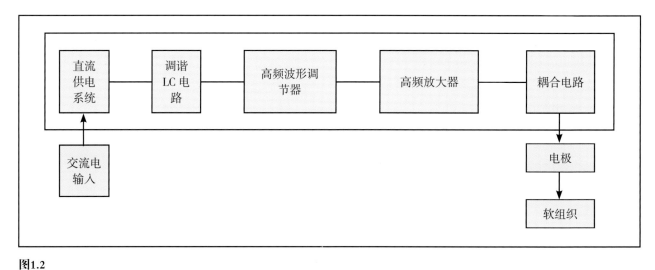

图1.2

牙科高频电波刀手术设备工作原理简化示意图。

流波形（fully rectified waveform）可以形成一个良好止血的切口，它也可以通过过滤后来制备一个非常细的精巧的同时伴有少量出血的切口。电磁波波形还可以进一步改变形成部分整流波形（partially rectified waveform），它可以形成极好的软组织凝固止血。部分整流波形还可以通过进一步变化形成电灼波形（fulgurating waveform）。电磁波的火花隙（spark gap）可以在软组织表面产生表浅的破坏同时形成止血效果。

高频电波刀手术适应证

完全过滤波形、完全整流波形、部分整流波形和电灼波形的开发为高频电波刀手术在牙科领域的扩展应用铺平了道路。此外，不同形状和尺寸的电极使我们可以开展更多的术式。数目众多的高频电波刀手术的适应证列举如下：

牙体修复

- 临床冠延长
- 前牙树脂暴露和止血
- 龈下龋坏暴露
- 牙髓切断
- 点状出血的凝固
- 软组织切除以利于成型片就位
- 加速漂白过程

冠桥

- 取印模时加宽龈沟或软组织刻槽
- 桥体区域软组织成形
- 义齿盖嵴区域软组织成形
- 暴露牙齿断端以利于修复
- 切除软组织以利于粘接桥就位

牙周手术

- 牙龈切除
- 牙龈成形
- 袋内壁刮治
- 系带切除
- 膜龈或骨手术
- 软组织移植供区和受区处理
- 牙周翻瓣手术
- 药物性牙龈增生（苯妥英钠、地尔硫䓬）的切除
- 正畸相关牙龈增生切除
- 软组织凝固止血
- 骨手术过程中止血

颌面外科手术

- 阻生牙显露
- 龈盖切除
- 正畸相关牙齿暴露
- 龈瘤切除
- 腭侧软组织增生（多发性乳头瘤）的减薄术
- 上颌结节缩小
- 摘除瘘管
- 根尖切除
- 破坏囊肿残余
- 切开引流
- 切取活检和切除活检
- 切除良性或恶性病变
- 种植体翻瓣暴露
- 软组织凝固止血
- 双极模式显微凝固止血

根管治疗

- 牙髓切断
- 根尖切除
- 点状出血的凝固止血
- 切牙折断的凝固止血
- 根管内止血和消毒
- 切除增生软组织以利于橡皮障放置
- 加速内漂白和外漂白过程

高频电波刀手术优势

可以改变的高频电波信号波形结合不同的主动和被动电极组合，为牙医提供了无数优势：

- 可实现需要的任何程度的止血
- 避免细菌接种至切口区
- 主动电极是柔软的细线，可以根据需要弯曲变形
- 电极不需要磨锐并且是自消毒的
- 可以进行软组织表面平整这样一种专属于高频电波刀手术的操作
- 提供一个清晰、容易观察的术野

- 消除瘢痕形成
- 提高手术效率
- 减少每个手术的椅位时间
- 提高充填体质量
- 降低术者的疲劳和沮丧感
- 减少术后不适和术后处理
- 通过"涂颜料"式的动作形成一个无压力的切口

禁忌证

为了在使用高频电波刀手术时获得成功，了解禁忌证和注意事项很重要。

心脏起搏器

安装心脏起搏器的患者需注意。如果患者安装了心脏起搏器，从技术角度电磁波信号可能干扰其工作。老式的心脏起搏器没有屏蔽罩，这将患者置于来自外部电磁信号的高风险之中。然而，现在随着技术的进步，新式心脏起搏器有屏障罩，从而可以抵御任何外部电磁信号。建议与患者的心脏病医生沟通，并在患者的病历中记录此项内容。

植入式除颤器（ICD）

植入式除颤器通过植入在患者胸部的一个脉冲发生器监测和治疗心律不齐。该设备持续性监测心脏的功能，在感知到心律不齐时向心脏发送电能刺激。Guidant公司，一个植入式除颤器的制造商，在其《患者使用手册》中的牙科和医疗操作部分写道："电灼术，用于手术中止血。电灼术只能在植入式除颤器关闭后方能进行。"建议对于有植入式除颤器的患者不要用高频电波刀手术，或先与制造商沟通。

一氧化氮和氧

使用一氧化氮和氧时可以安全使用高频电波刀手术。但是，当有可燃气体时，如乙烯、丙烯或二乙醚，注意这些气体的爆炸特性。高频电波刀可能由于接触金属修复体或过大功率产生火花。

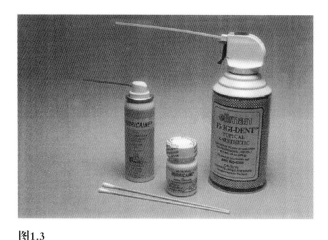

图1.3

高频电波刀手术中可用的表面麻醉剂。

氯乙烷

由于其易燃性，氯乙烷禁用。如果用表面麻醉剂麻醉，建议使用Cetacaine、Hurricaine或Fridi-Dent（图1.3）。

气味

气味可以通过使用大容量抽气来控制。用一个塑料抽气头靠近手术部位可帮助消除气味。在治疗期间使用空气清新剂也可以帮助减少气味，但当使用良好的大容量抽气技术时无须如此。

阿弗他溃疡

高频电波刀手术不能治疗阿弗他溃疡，不要尝试切除这样的病毒性病损。

手术刀片、激光和高频电波刀手术/电手术的比较

高频电波刀手术切口在组织学上与手术刀片切口类似。这些切口由于产生的侧方热量很少而

表1.1　比较表

特性	手术刀片	激光	高频电波刀手术/电手术
不同切口	能	能	能
切除	能	能	能
切割头可弯曲	否	能*	能†
取活检	能	能	能
自消毒	否	能	能
形成无菌切口	否	能	能
消除出血	否	能	能
愈合时间	相同	相同	相同
形成瘢痕组织	能	一点	否
软组织平整的能力	否	能	能

*光纤柄是可弯折的
†电极工作尖可弯折成需要的形状

没有热或机械损伤。用刀片做切口需要在切口上施加压力，同时会有出血和术野不清晰。电手术由于其0.5～2.9MHz的较低频率产生了更多的侧方热量，因而造成组织改变和组织学热损伤。激光由于其较高的侧方热效应会从组织学上产生碳化和热损伤，从而增加了组织的改变。这里我们对手术刀片、激光和高频电波刀手术/电手术的比较，以指导大家这三者之间的不同点和相似点（表1.1）。

手术刀片

- 刀片是硬的——形状无法根据需要改变。
- 需要加压切割。
- 可能将细菌携带、接种至切割区。
- 可以高温高压消毒——可高温高压的刀片和刀柄。
- 造成瘢痕组织形成。
- 需要在切口附近做支点，影响观察。
- 出血使术野模糊。

激光

- 有一个可弯曲的纤维传递系统。
- 做无压力切割。
- 自消毒，形成无菌切口。
- 手柄无法高温高压消毒。
- 造成很少的或不形成瘢痕组织。
- 消除出血，因此术野较清晰。
- 设备体积较大，维护和修理是一个问题。
- 性价比不高：激光设备目前的价格为35000～60000美元。

高频电波刀手术/电手术

- 电极切割头可以根据需要弯曲塑形。
- 做无压力切割。
- 自消毒，形成无菌切口。
- 有些手柄和电极可以高温高压消毒。
- 很少或不形成瘢痕组织。
- 需要手支撑和指支点。

- 消除出血，因此术野较清晰。
- 设备体积较小，维护和修理容易。

　　组织学研究被用来评估刀片、激光和电手术切口的诸多差异。Kalkwarf、Krejci和Wentz研究了电手术切口的表皮和结缔组织愈合（1981）。他们的研究表明，用完全过滤波形电手术切除后的早期伤口愈合特点与手术刀片伤口的愈合相似。电手术切口有一点或没有出血或血凝块形成，然而却仍表现出与手术刀片切口类似的愈合特征。电手术切口和刀片切口的愈合时间基本相同。

　　研究表明，激光技术可以实现直径小于0.5mm的小血管凝固，从而提供一个无血清晰的术野。

　　通过调节输出到组织的功率大小，激光可以形成一个精准的切口。

　　激光可以实现高频电波刀手术所能完成的各种术式操作，但是激光的花费更高。牙科的7种激光包括氩激光、二氧化碳激光、Er:YAG激光、Nd:YAG激光、二极管激光、Ho:YAG激光和准分子激光。这些激光要么是组织接触式，要么是非接触式，形成的切口要么有凝固，要么没有凝固，有或没有光照聚合作用。然而，没有一种激光能囊括上述所有不同的应用形式，这使得激光在牙科临床的使用相当不便捷并且花费相当高。不同激光的用途总结见表1.2。

表1.2　牙科7种激光用途总结表

激光	作用	用途
氩激光	光聚合	树脂聚合 托槽粘接 窝沟封闭
二氧化碳激光（非接触式）	伴有凝固止血的切割	牙龈切除 牙龈成形 系带切除
Er:YAG激光（接触式）	切割	膜龈手术 气化大体积良性病变
Nd:YAG激光（接触式）	伴有凝固止血的切割	牙龈切除 牙龈成形 系带切除 软组织成形
二极管激光	伴有凝固止血的切割	牙龈切除 牙龈成形 系带切除 软组织成形
Ho:YAG激光（接触和非接触式）	伴有凝固止血的切割	快速组织切除和止血 系带切除 种植体二期暴露 口底区或舌头的手术
准分子激光	切割	非常精准的组织切除 精细的牙周手术 精细的根管操作

2 波形类型和特点
WAVEFORM TYPES AND PROPERTIES

牙科可用的有4种高频电波刀手术波形。它们是完全过滤波形、完全整流波形、部分整流波形和电灼波形。不同的波形允许我们控制止血的程度和选择切割类型。重要的是要知道每台机器配备的是哪些波形，从而决定可以安全操作的术式。

完全过滤波形

完全过滤波形是纯的连续的高频能量流。过滤的结果是形成连续的、无搏动的电流，该电流可形成显微光滑的切割。完全过滤波形产生最少量的侧方热和组织收缩。完全过滤波形最能模拟手术刀片切口，由于其极少的侧方产热，是唯一允许在接近骨组织的区域切割的波形。

完全过滤波形的临床应用包括：

- 活检操作——由于其波形特性不会产生软组织凝结，从而为病理诊断提供一个切口干净的样本。
- 牙龈刻槽操作——在软组织薄弱的前牙区冠修复取模时加宽龈沟。
- 系带切除。
- 切开引流。
- 软组织移植。
- 膜龈手术或骨手术。

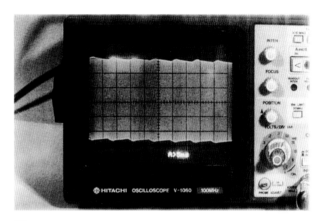

图2.1

示波器测量的完全过滤波形，显示为一个连续的电磁波信号。

- 种植翻瓣。

完全过滤波形的切口与刀片切口相似，建议用于需尽可能减少创伤的情况。

示波器用于检测电磁波信号的波形。完全过滤波形在示波器上显示为一个光滑的未调制的或不间断的电磁波信号（图2.1）。

完全整流波形

完全整流波形是通过电子过滤器修饰过的全波电磁波流。它在切割的同时具有止血效果。在

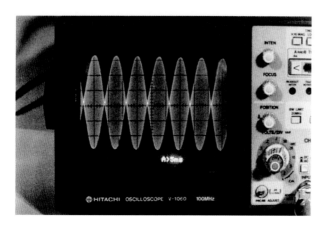

图2.2

示波器显示"全波"已调制信号。

切割的时候在电极尖的每个面会发生电烙现象。完全整流波形会造成组织收缩和额外的侧方热，因此不可以在骨表面附近使用。

完全整流波形的临床应用包括：

- 牙龈切除/牙龈成形手术。
- 腭侧软组织增厚的减薄处理。
- 龈瘤切除和牙槽嵴成形。
- 牙髓切断。
- 冠周龈瓣切除。
- 切除软组织暴露龈下龋坏。
- 前牙树脂充填体周围软组织切除，以便获得更好的视野和消除"复合树脂遭到血液污染"。
- 切除邻面软组织以便于成型片就位和消除修复体边缘悬突。
- 牙齿断端边缘或冠周围软组织切除，以便于断端重建。
- 切除软组织以利于粘接桥就位。
- 后牙冠修复取模时行牙龈刻槽。

完全整流波形具有切割的同时止血的优点。完全整流波形当在示波器上观察时显示为一个"全波"已调制信号（图2.2）。

部分整流波形

部分整流波形是高频能量的间断流，它在软组织止血方面性能优异。部分整流波形产生大量的侧方热和组织收缩。因此，部分整流波形不可用于骨组织附近的组织凝固或骨手术。当凝固软组织的时候，该区域应当首先用纱布或气枪使术区无血。然后，将通常是球状或条状的电极放在出血点或出血血管上。

部分整流波形的临床应用包括：

- 软组织凝固止血。
- 牙颈部缺损的牙本质和牙骨质脱敏。
- 根管治疗牙的漂白。
- 根管内干燥和消毒。
- 示波器上部分整流波形显示为"半波"已调制信号（图2.3）。部分整流波形提供优异的软组织凝固止血能力。

电灼波形

电灼波形是一个半波电磁波流，它对软组织有脱水效应。电灼波形制造最大量的侧方热。电灼波形仅用于囊肿残余的凝固与破坏，由于电极不与组织接触，可在骨附近应用。将通常是笔状或矛状的电极，放置于距组织表面0.5mm的位置。当使用时，会在电极尖端产生电火花。电火花从电极跳跃至组织形成碳化凝固（图2.4）。

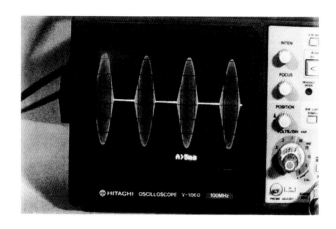

图2.3

示波器显示"半波"已调制信号。

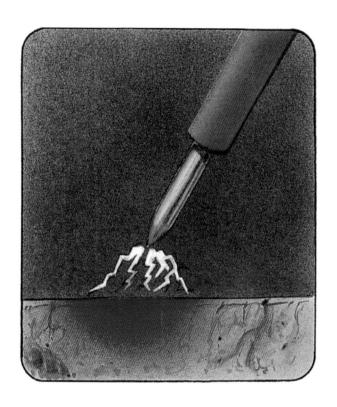

图2.4

电灼波形的工作原理。

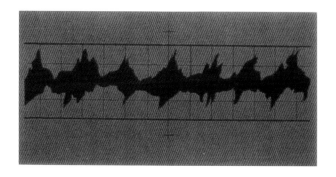

图2.5

电灼波形产生的不稳定电磁波流。

表2.1　4种不同波形的区别

波形	用途	组织切割能力	凝固能力	侧方热	示波器上波形
完全过滤波形	纯切割	优异	很少	最少	
完全整流波形	切割并止血	很好	很好	多一些	
部分整流波形	软组织凝固	很差	优异	再多一些	
电灼波形	骨组织周围的表浅破坏和凝固	无	对于骨手术非常优异	最多	

电灼或火花隙的临床应用包括：

- 包括骨手术的止血。
- 活检或根尖切除后囊肿残余的去除和破坏。
- 瘘管通道的破坏或摘除。
- 点状牙髓暴露的凝固。

电灼为牙科的许多临床应用提供优秀的凝固和脱水效应。由于该电磁波信号的高阻尼波形，示波器上显示为不稳定电磁波流（图2.5）。

牙科高频电波刀手术的4种波形的区别见表2.1。

侧方热

侧方热是高频电波刀手术电磁波流经组织时对周围组织产生的热量。组织对电磁波的阻抗会产生一定量的热。虽然少量的热组织可以耐受，非常重要的是要避免过量的热，因为过量的热可导致组织坏死。

有一个公示被提出来，该公式可以解释如何控制侧方热（表2.2）。

时间

电极接触组织的时间会影响侧方热的产生量。电极沿着组织移动得越慢，侧方热的产量越

表2.2　侧方热控制

侧方热								
侧方热	=	电极接触组织的时间	×	功率强度	×	设备频率	×	电磁波波形	×	电极尺寸

大。电极移动越快，侧方热的产量越小。

　　Kalkwarf等（1987）研究了如何减小侧方热的破坏。报道的结果表明以7mm/s的速度做的切口最能减小侧方热的产生。同时很重要的是与组织接触的时间控制在一个短的时期，从而可以减少侧方热的产生量。

功率强度

　　合适的功率对于气化细胞从而形成组织分离非常必要，这样就形成了一个理想的切口。功率过高会引起火花和组织烧焦；功率不足会导致电极在组织上黏滞和拖拽。合适的功率由组织的特性决定。

　　当在厚的纤维性组织区域切割的时候，功率应当稍稍提高，增加半格到一格。对于出血较多的充血组织，降低功率半格到一格。

频率

　　机器的频率会影响侧方热的产生量以及伤口愈合。频率过低，切割效率低下，会产生更多的侧方热，伤口愈合也会延迟。

　　Maness等（1978）的研究发现，与频率在1.7MHz左右的电手术器械相比，频率在4.0MHz或附近的组织创伤更少。

波形

　　牙科高频电波刀手术设备有4种波形，其波形特点如下：

1. 完全过滤波形：侧方热产热量最小。
2. 完全整流波形：侧方热产热量多一些。
3. 部分整流波形：侧方热产热量还要再多一些。
4. 电灼波形：侧方热产热量最多。

　　Maness等（1978）的研究结论是，完全过滤波形或连续波形电磁波流的组织损伤改变比用完全整流波形或全波电磁波流切口的少。

电极尺寸

　　电极有不同直径的，电极直径影响形成切口所需要的功率强度，进而影响侧方热的产生。大直径的电极头需要更高的功率，侧方热产生量更多；细丝状电极需要的功率强度更小，从而侧方热产生量更小。

Kalkwarf等（1983）的研究表明，最好等10秒后再在同一手术位点再次操作，让组织降温，然而当用大直径的环状电极的时候，应当在再次操作前等15秒。电手术操作后，立即冲洗术区，也可帮助减少侧方热。

Krejci等（1982）评估了金属修复体附近电手术的影响。将尖牙的银汞补料连接到电极，改变功率和接触时间，随后拔下牙齿研究牙髓受损的程度。结果发现和金属修复体接触时间小于0.4秒时不会引起牙髓组织学改变。

3 电极
ELECTRODES

被动电极

被动电极，常被称为离散电极、天线、被动天线、无关电极或接地板，是一个起天线作用的金属板，将电磁波信号吸引回高频电波刀手术设备。研究表明，被动电极与术区越近，所需的功率越小。

高频电波刀手术设备的作用模式可以是单端或双端电磁波信号通路。单端设备从主动电极发射电磁波信号到组织。在这时，电磁波信号从组织中传出来，通过房间电路的接地线回到设备。这种模式引起一个不易控制的电磁波信号，需要更大的功率，并且常常导致切口连续性差。双端通路是一个更可控的模式，因此更好。电磁波信号从主动电极传到组织，然后由被动电极接收直接传回高频电波刀手术设备。该通路对电磁波信号是最有效率的，因此能提供更稳定和连续的切割电流。

可用的被动电极有几种，列举如下。

金属板（图3.1）

大多数设备配备金属板，放在患者的背部下方，放在术区附近的肩部。与金属板连接的线与高频电波刀手术设备的相应接口连接。如果采用这种被动电极，不要把它放在患者头部下方。头是圆的，与被动电极的接触面积小。此外，被动电极与金属纽扣如拉链或夹子的接触可能为电磁波信号创造其他的导体，这有可能对患者造成小的灼伤。

有涂层的/绝缘处理的被动电极（图3.2）

对金属板的一个改进是用有涂层的或绝缘处理的被动电极。金属板和所有的涂层表面进行包被处理以消除烧伤或电击的风险，这种电极由于其安全特性，因此是更为理想的电极类型。有涂层的金属板可以放在患者肩膀下方。被动电极离术区越近，做切口所需的功率越小。连接有涂层金属板的电线插在高频电波刀手术设备的相关接口上。

金属腕带（图3.3和图3.4）

另一种被动电极是戴在医生腕部的金属腕带。医生的手腕距离术区最近，这意味着在所有的被动电极中，金属腕带的形式做切口所需的功率最小。电磁波信号通过将腕带与高频电波刀手术设备连接的电线传回。然而，这种被动电极对医生来说太累赘。

金属手持棒（图3.5和图3.6）

另一种被动电极是金属手持棒。该棒由患

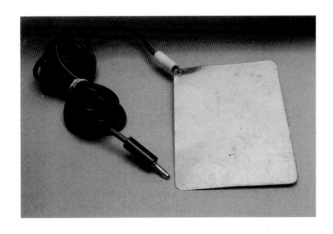

图3.1

金属板被动电极天线有电线连接到高频电波刀手术设备的相应接口。

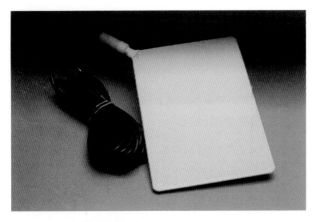

图3.2

有涂层的或绝缘处理的被动电极。

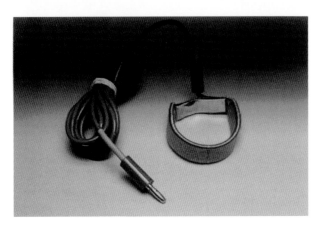

图3.3

通过电线连接到高频电波刀手术设备的金属腕带。

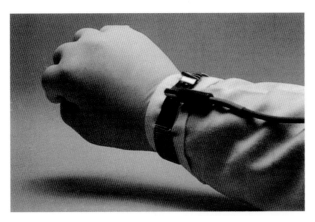

图3.4

金属腕带戴在医生的腕部。

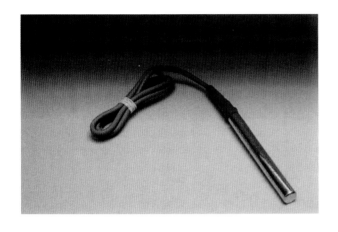

图3.5

金属手持棒。

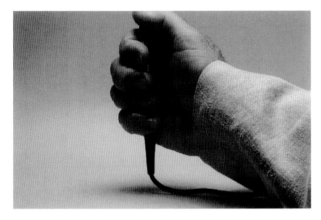

图3.6

金属手持棒由患者手握，置于离术区最近的位置。

者靠近术区手持，一根电线从金属棒连接到高频电波刀手术设备的被动电极接口。由于其距术区近，金属手持棒模式做切口时需要更小的功率。然而，患者很有可能对这种被动电极恐惧。

Perma接地（图3.7和图3.8）

　　Perma接地电极是一种经过设计的被动电极，旨在消除使用明显可见的被动电极。Perma接地电极是一个具有黏性的聚酯树脂条，可永久粘在牙科治疗台椅背上。它可通过电线连接到牙科治疗台的金属底座上，而牙科治疗台的金属底座常常

与房间的接地系统相连。高频电波刀手术设备也连到接地系统。无线电信号通过房间接地系统回到高频电波刀手术设备。这种形式的天线实际上是最佳的形式，因为它一直连接着并且不会引起患者的注意和恐慌。

主动电极

　　主动电极是高频电波刀手术设备的切割尖，它对高频电波刀手术设备而言就像是刀片与刀柄的关系一样。为了用高频电波刀手术设备进行高

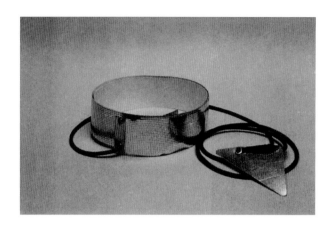

图3.7

Perma接地电极：连接到牙科治疗台金属底座的金属条。

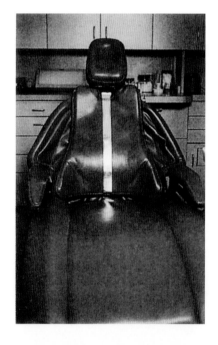

图3.8

Perma接地电极在牙科治疗仪上就位，对患者来说不起眼。

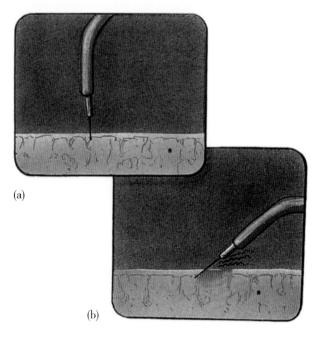

(a)

(b)

图3.9a

正确的电极位置：垂直于软组织。

图3.9b

不正确的电极位置：电磁波信号没有集中在一点。

效切割,电极尖用于引导电磁波信号穿过组织,从而形成切口。由于实际上是电磁波信号在做切割,而不是电极尖,因此高频电波刀手术切割不需要压力。用刀片做的切口是需要向刀柄施压的。由于高频电波刀手术的无压力切割,患者常常意识不到切割正在进行。

做高频电波刀手术需要有手支撑和指支点,就如同在口内做其他操作一样。应当用一种轻柔的"油画笔样"的动作来引导电极及其携带的电磁波信号穿过组织。还需要保持电极与组织表面垂直,从而将电磁波信号有效集中在电极的尖端,形成更稳定和可预测的切割(图3.9a和b)。非常重要的是绝不能让工作尖在组织上停止不动,目的是避免电极尖端侧方热蓄积。建议在加功率到电极之前,先试着运动一下工作尖。当需要的切口较深时,和刀片切口的做法不同,最好分解成2~3个浅的切口,而不是尝试一次实现深的切口,这样可更好地控制切口。

电极手柄

高频电波刀手术设备都配有电极手柄。通用型手柄采用旋转夹头系统用于电极的安装。先将夹头逆时针旋转一圈,然后将电极插入,再顺时针将夹头拧紧(图3.10)。电极手柄通过电线连接到高频电波刀手术设备的相应接口上。设备由脚踏开关来控制电极手柄的通电。

有些厂家提供配备有指开关型手柄,这样就不需要脚踏了(图3.11和图3.12)。指开关型手柄对某些灵活度和精巧度要求比较低的操作如龈盖切除是比较便利的,但是对一些灵活度和精准度要求极高的操作,如修复时软组织凹槽形成,是不适用的。在用手指按压电源开关的同时保持手的稳定和指支点是很难的,更不必说保持一个高度的操作灵活性和精准度。

Whaledent研发的手柄为术者在手柄上提供一个电源指示灯(图3.13),当电手术设备工作尖通电时该指示灯亮。虽然设计的初衷是提示术者开关已开,但是它也会警示患者,增加患者的焦虑不安。可用黑色绝缘胶布将该灯缠绕起来。

Odontosurge电手术设备的电源开关是一个电极手柄上的旋转部分。这种开关许多医生都觉得难以操作。该设备还会在开关打开时发出一种哨音,该声音容易让医生分心并且让人生厌,同时该声音会让患者警觉接下来可能要切割了。

Ellman国际公司发明了一种可连接通用刀片的电极手柄(图3.14)。该手柄可以安装任何形状的一次性无菌刀片,同时也可以安装任何一个通用电极尖。这种刀片电极手柄使得医生在利用传统刀片的精准和手感的同时,可以通过高频电手术获得良好的术区止血。此手柄可高温高压消毒。

将消毒过的电极安装至手柄的时候,必须确保电极完全就位,保证手柄和电极尖之间没有金属部分暴露(图3.15)。如果电极没有完全在手柄就位,有可能暴露的金属部分会意外灼伤患者的嘴唇或术者的手指(图3.16和图3.17)。养成良好的习惯,永远不要拿着电源开关已打开的电极从口外移动至口内。将电极尖端放置距离术区1mm,试着做一下切割运动,然后再启动电源开关开始手术。不能在电极碰着软组织的时候启动电源,因为这会产生电涌,造成额外的侧方热。

电极工作尖:形状和用途

为高频电波刀手术设备设计的电极有许多种。许多设备使用通用电极系统,其优点是不同厂家的电极可以互换使用。然而,有一些设备不允许使用别的厂家的电极,只能用设备自带的电

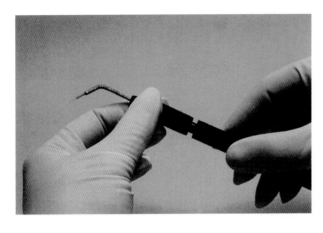

图3.10

逆时针旋转夹头后将电极尖插入手柄。

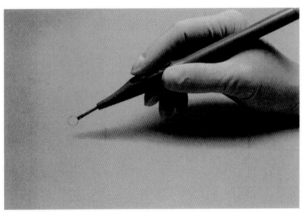

图3.11

指开关型手柄，改型手柄不需要脚踏。

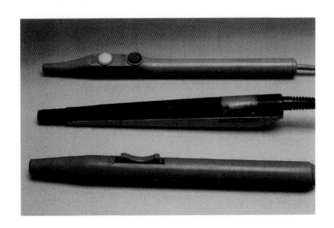

图3.12

可选的指开关型手柄。

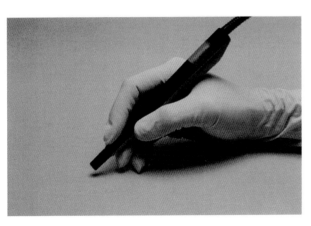

图3.13

Whaledent高频电波刀手术设备的手柄有指示灯，当电源启动时会引起患者警觉。

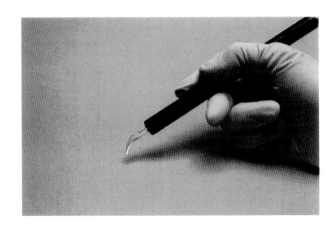

图3.14

安装着#112刀片的通用刀片电极手柄。

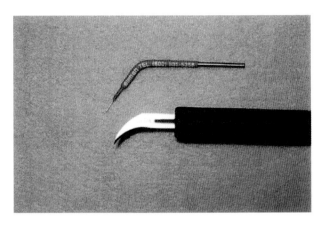

图3.15

通用刀片电极手柄也可以安装电极（图中展示的是Vari-Tip #118）。

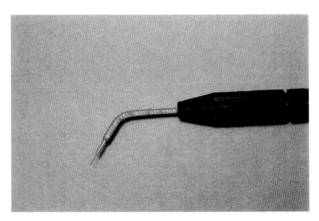

图3.16

电极在手柄上完全就位。

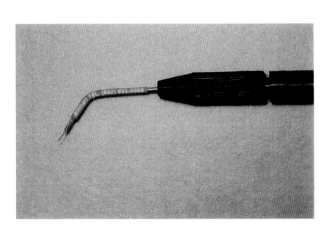

图3.17

电极在手柄上未完全就位，如果靠在患者的嘴唇上，可能会灼伤嘴唇。

极。电极转换表对于不同厂家的可互换电极的互换使用很有用（表3.1）。

另外一个创新是由Ellman国际公司研发的可弯折电极工作尖，可弯折电极是蓝色的而非黑色以方便辨识。可弯折电极采用一种柔软可弯曲的金属线制作，可根据口腔不同区域的手术需要弯折或塑形。可弯折电极给了医生更大的自由度和便利，可在口内所有区域使用高频电波刀手术（图3.18）。可弯折电极整体可高温高压消毒。

无菌一次性电极，最初为了大临床而研发，是高频电波刀手术的最新进展。许多医生认为它是最安全的切割尖。它是基于和一次性刀片相同的原理制造的。设计为一次性使用，该电极工作尖无法耐受高温消毒，也不应该用冷消毒进行消毒处理，因为冷消毒的彻底性无法保证（DePaola，2004）。一次性电极的一个优点就是

表3.1 电极转换表

Ellman	Macan	Coles	Parkell	Cameron−Miller
101	M15	E−AF1/2	AF−1	1233
102	M17	E−2−BMR	—	1234
103	M16	E−2−BML	T−9	1230
104	M18	E−19−A	T−10	—
104	M38	E−9−A	T−14	832
105	M19	E−20−A	T−11	—
106	—	E−20−B	—	—
108	M22	E−20−AX	T−8	1232
109	M10	E−1−A	T−1	893
110	M11	E−2−B	T−2	854
112	M13	E−3−A	T−3	829
113	M71	E−5−A	—	1224
113F	M61	E−2−D	C−1	860
114	M25	E−20−AXL	T−15	—
117	M62	E−21−B	C−2	895
120	M31	E−12−B	T−7	942
121	M35	E−6−A	—	1222
121	M40	E−10−B	—	—
122	M39	E−10−A	T−13	1229
126	M32	E−13−A	T−4	863
127	M33	E−13−B	T−5	949
128	M34	E−13−C	T−6	941
SPECIAL	M36	E−6−B	—	—
131	M41	E−10−C	—	—
133	M54	E−16−D	C−6	—
135	M51	E−16−A	C−3	867
136	M52	E−16−B	C−4	—

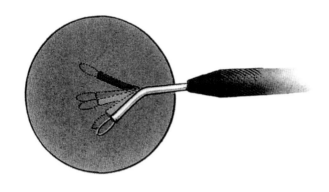

图3.18

示意图显示可弯折电极的优点。

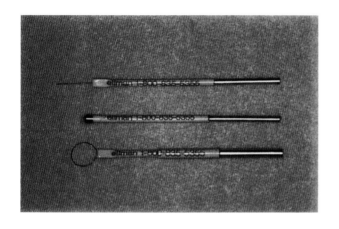

图3.19

一次性直丝状、球状和环状电极。

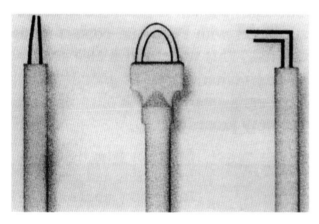

图3.20

双极手术使用有两个彼此平行的、较粗的金属丝组成的电极。一个金属丝充当天线的角色，而另一个实际上做切割。两个金属丝使得做牙科领域需要的精细切割极其困难。

工作时的电极总是干净的、未弯折的。临床工作时总是遇到断裂的环状电极和弯弯曲曲的直丝状电极的时代已经一去不复返了。一次性电极也消除了清洗细丝状电极时可能发生的针刺伤。一次性电极是白色的便于识别，目前市面上有多种样式的一次性电极，包括可伸缩电极（Vari-Tip）、直丝状电极、环状电极、球状电极和针状电极（图3.19）。这些电极可弯折成需要的形状一次性使用。

双极高频电波刀手术设备使用的电极由两个彼此平行的、较粗的金属丝组成（图3.20）。切割

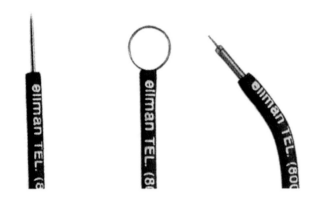

图3.21

笔尖状No.113F凝固电极、环状No.128组织平整电极和No.118 Vari-Tip切割电极（从左至右）。高频电波刀手术使用一个极细的单钨丝来做精细的切口。

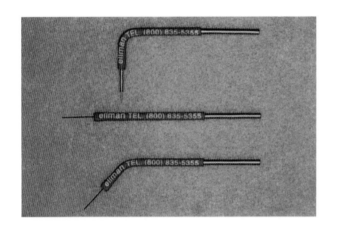

图3.22

电极（从上至下）：101、109和110。

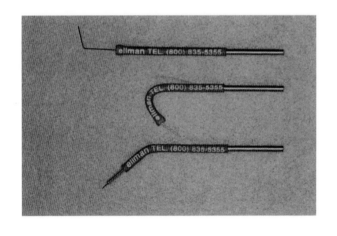

图3.23

电极（从上至下）：111、112和118。

电磁波信号在两个金属丝之间传播，从而形成组织凹槽或凝血。在牙科领域很难用两个平行的金属丝做出精细的切口，两个金属丝一个是切割电极，另外一个是天线。双极高频电波刀手术模式常常用在出血比较常见的临床领域，出血较少的

牙科应用较少。

目前许多种电极工作尖被研发制造出来，以便进行多种多样的高频电波刀手术术式（图3.21）。接下来我们对电极做一个详细综述，指导医生针对每种术式选择正确的电极。

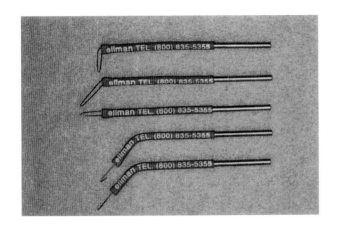

图3.24

电极（从上至下）：106、105、104、103和102。

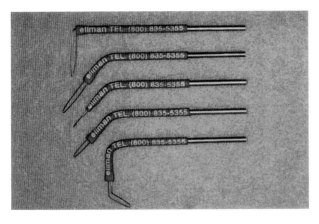

图3.25

电极（从上至下）：115、114、108H、108和107。

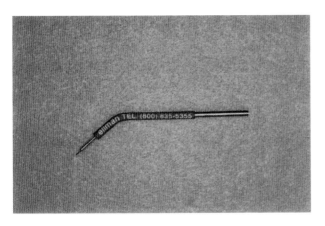

图3.26

Vari-Tip电极：有透明的聚四氟乙烯袖口套在钨切割丝上。

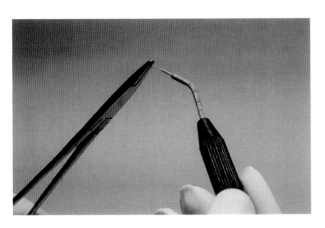

图3.27

Vari-Tip电极的钨丝可以拉长。

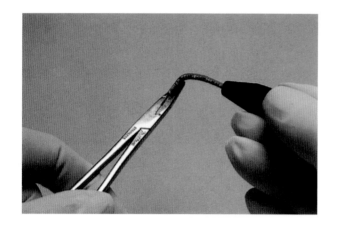

图3.28

Vari-Tip电极的钨丝可以缩回。

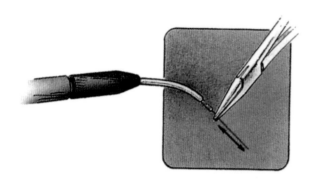

图3.29

图3.27和图3.28所示的Vari-Tip电极的原理。

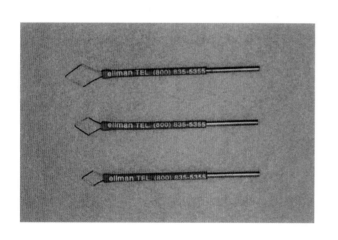

图3.30

电极（从上至下）：120A、120和119。

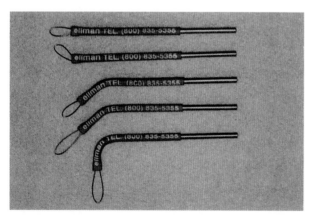

图3.31

电极（从上至下）：121、122、123、130和131。

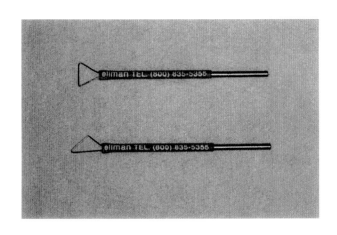

图3.32

电极（从上至下）：124和125。

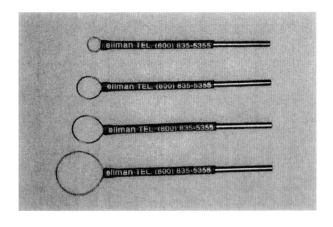

图3.33

电极（从上至下）：126、127、128和129。

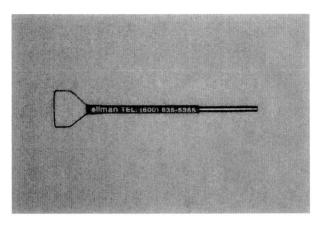

图3.34

电极132。

电极101、109、110、111、112和118是直丝状电极，通常情况下可用于做手术刀片类似的切口（图3.22和图3.23）。这些电极的切割尖相同而电极形状角度不同。有几个可弯曲电极就不需要购买那么多不同形状的电极。用这类直丝状电极做切口时，最好做2~3个浅的、可控制的切口而不要一次性做一个深的、不可控的切口。

电极102、103、104、105、106、107、108、108H、114和115都是小的U形电极（图3.24和图3.25）。这些电极的钨丝切割尖在长度和形状上略有不同。小J形丝状电极102和103以及U形电极108特别适合于后牙区牙龈凹槽形成，后牙区的龈沟比前牙区宽。所有这些电极都特别适合于去除邻面的软组织突起以及做牙龈切除和成形。114电极的尖

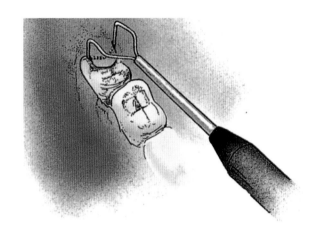

图3.35

132环状电极用于龈盖切除术的示意图。

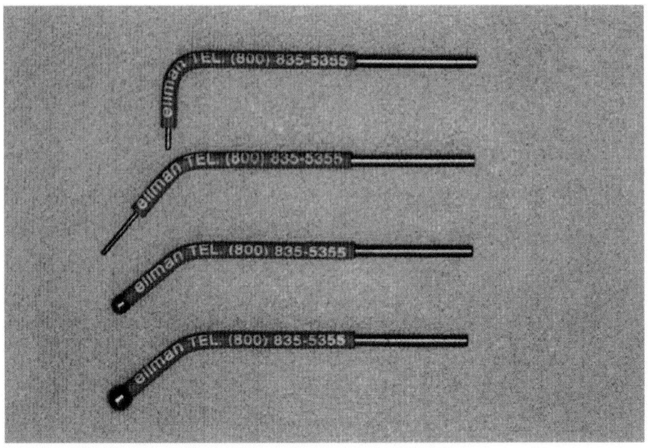

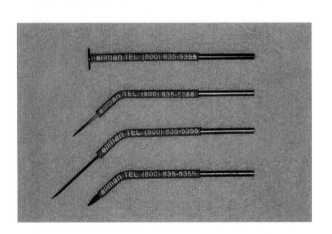

图3.36

电极（从上至下）：133、134、135和136。

图3.37

电极（从上至下）：136D、113F、116和117。

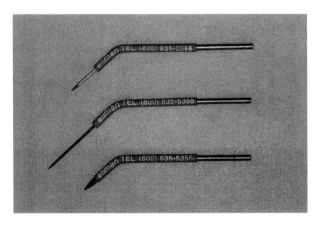

图3.38

电极（从上至下）：113F、116和117。

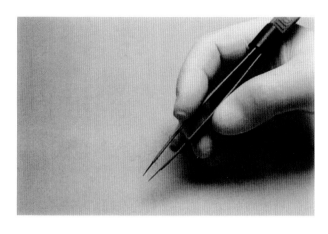

图3.39

J1双极镊提供精细的点状凝固。

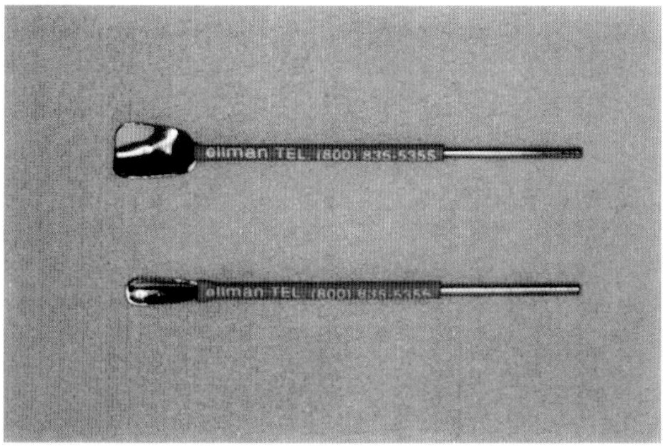

图3.40

电极（从上至下）：138和137。

端更长，也可用于牙髓切断时去除牙髓组织。

电极118是一个多功能Vari-Tip电极，它是必须要有的（图3.26）。使用时钨切割丝可以根据需要改变长度，从而形成一个切割深度可控制的切口。该电极在牙冠预备时非常有用。与牙周探针结合使用，医生可以改变工作尖的长度，确保牙龈凹槽形成的同时，不穿透或切割到上皮结合（图3.27～图3.29）。

电极119、120和120A是菱形工作尖（图3.30）。这几个工作尖切除组织后需要配合缝合。由于只有电极的前1/3没入组织，菱形工作尖会形成一个V形切口。这些工作尖对于切除牙尖龈乳头、缩小上颌结节以及切除活检非常有用。

电极121、122、123、130和131都是小的椭圆

形环状电极（图3.31）。这些电极在切除龈瘤、牙龈成形、腭侧软组织打薄和冠延长时非常有用。

电极124和125是三角形的（图3.32）。这些电极在牙龈成形、切除牙尖龈乳头、牙槽嵴成形和缩小上颌结节时非常有用。

电极126、127、128和129都是环状的（图3.33）。它们非常适合牙龈切除/成形术、上颌结节缩小和牙槽嵴整形。这几个电极工作尖还可用于牙间龈乳头切除以及雕刻软组织凹陷。

电极132是一个环状电极，专用于第三磨牙龈瓣切除或龈盖切除术（图3.34和图3.35）。

电极133、134、135、136、136D、113F、116和117做软组织凝固处理非常有用（图3.36和图3.37）。这些工作尖只能配合部分整流波形使用，

不用于切割。135和136电极是球状的，用于大面积出血的电烙处理，特别是在牙龈成形或上颌结节缩小术后。笔尖状电极117和113F适合于在小的操作受限的区域需要精细凝固操作的时候。它们适用于在牙龈凹槽形成时凝固止血以及前牙粘接修复时邻牙间的精细凝固止血。当邻牙间软组织轻度渗血的时候它们也很有用。133和134电极是棒状的，适合于后牙牙龈凹槽形成后邻牙间的凝固止血。电极133、134、113F、116和117还可用于小的牙髓暴露的电烙处理，其中113F、116和117是电烙电极工作尖（图3.38）。这些工作尖在活检或根尖切除术后可实现肉眼可见的组织表浅破坏。这些工作尖在骨手术中结合电灼波形来止血。

双极镊子用于显微手术中的精准点状凝固止血。它们在湿的术野或干的术野均可使用，并且有不同的尺寸可选。电磁波信号在镊子的两个喙之间传播（图3.39）。

电极137和138是勺状电极，发明二者的目的专门是为了脱敏和漂白剂的给药（图3.40）。它们使用部分整流波形配合10%福尔马林来进行牙本质脱敏，也可配合30%过氧化氢或氨基甲酸过氧化物溶液进行变色牙漂白。

4

安全性和注意事项
SAFETY AND PRECAUTIONS

安全标准

对于高频电波刀手术/电手术设备的操作安全性经过了广泛的严格审查。1979年，美国牙科协会（ADA）牙科材料、器械和设备专业委员会为牙科电手术器械通过了44号标准规范。该标准在1993年11月进行了修订和更新。美国国家标准局通过ADA标准为美国国家标准。

ADA标准出台的目的是为高频电波刀手术设备提出一个统一的要求来保证此类设备的安全和有效操作。此标准中对以下部分做了详细说明：

- 射频电磁发生器——高频电波刀手术/电手术设备。
- 回流电极——接地板。
- 手控开关电极——手柄。
- 脚踏。
- 相关的连接电缆。

高频电波刀手术设备/电手术设备的运行频率在1.5~4MHz，功率不应超过100W。笔者建议频率输出为3.8~4.0MHz，因为频率高一些组织损害会少一些。

ADA的中标通知书只给那些符合44号标准的器械。

美国安全试验所和加拿大标准协会是值得信赖的机构，其设立的目的是给电子设备的生产

颁发专业合格证书。生产商必须用高质量的变压器、电线、插头、开关和组件来组装设备，以便符合这些测试机构的高标准。设备必须根据正确的电路和工程原理，经过严格的测试并遵守严格的指导原则，方能获得批准。

并没有强制要求高频电波刀手术/电手术设备的生产必须从ADA、美国安全试验所或加拿大标准协会获得批准，但是获得该批准最有利于牙医和患者。强烈建议牙医购买从可信赖的测试机构获得认可的高频电波刀手术设备（图4.1）。

消毒

牙科患者和牙科保健专业人员可能会接触到病原微生物，有些病原微生物通过直接接触血液、唾液或其他东西直接传播，有些通过间接接触污染物（如器械、设备或诊室环境材料等）传播，以及吸入空气中的微生物（美国疾控中心，2003）。

美国疾控中心于2003年颁布的《牙科感控指导方针（修订版）》正在改变高频电波刀手术中电极工作尖和手柄的消毒流程。早期的关于电手术的文献表明工作尖是自消毒的——当通电的时候细菌就被破坏掉了。然而，电极和手柄上的保护壳并没有受到影响。因此有牙医将电极浸泡在杀菌溶液里尝试冷消毒。可高温高压手柄及电极

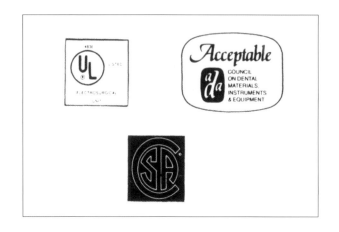

图4.1

各机构对高频电波刀手术/电手术设备的正式认可标识。

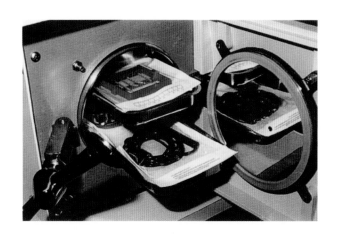

图4.2

高温高压消毒锅里的手柄和工作尖。

（可通过蒸汽压力消毒）的出现是感控的一个巨大进步，今天它们被用于许多个高频电波刀手术和电手术设备。

手柄、天线（接地板）和电极可以按照美国职业安全与保健管理总署（OSHA）的指导原则进行彻底消毒非常重要。

数个品牌的高频电波刀手术设备目前提供可高温高压消毒的手柄和工作尖（图4.2）。这样的优点很明显，特别是在HIV和乙肝病毒在全球范围内流行的背景下。目前也有无菌一次性电极（图

4.3）。使用可高温高压消毒手柄，而不只是可高温高压电极的优点是这样可更大程度保证医生、患者和员工的安全，抵制手术中血液和唾液污染的风险。

经美国安全试验所和加拿大标准协会批准的电线、塑料组件、橡胶绝缘材料、金属部件和插口可以在蒸汽、干热或化学消毒的情况下循环使用50次以上。

实际上，测试机构建议所有的高频电波刀手术手柄、天线板和电极使用1年或50次后更换。

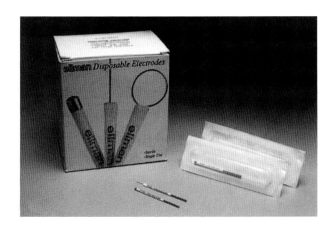

图4.3

可购买到的不同形状的无菌一次性电极。

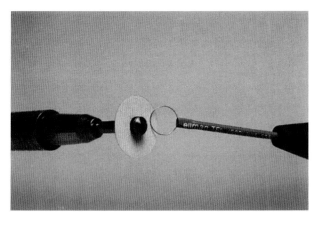

图4.4

用砂纸盘清理电极。

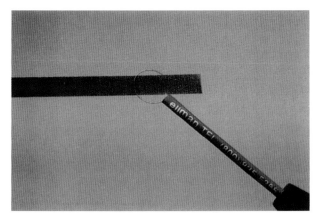

图4.5

用砂纸或抛光条清理电极。

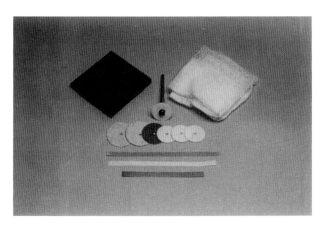

图4.6

顽固的碎屑可以用这些工具从电极头清除：Wipe-Its砂纸片、砂纸盘和砂纸条。5cm×5cm（2英寸×2英寸）的纱布可用来擦除电极尖上的软组织碎屑。

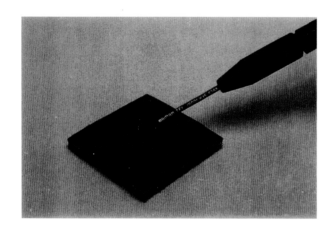

图4.7

在Wipe-Its砂纸片上清理电极。

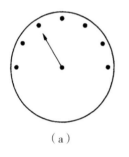

（a）

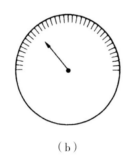

（b）

图4.8

（a）分挡功率调节旋钮：该模式下在功率旋钮上的某些位置有功率输出切割；（b）线性连续功率调节旋钮：该模式下在功率旋钮上有无限个可切割位置。

这些附件的及时更换保证了设备的有效运行和安全。

所有手术操作时需要一个干净无菌的电极工作尖。电极工作尖应当在使用过程中和术后清理（图4.4～图4.7）。手术中可以用湿的5cm×5cm（2英寸×2英寸）的纱布擦拭。电极可以在电源打开的情况下擦拭，前提是纱布完全覆盖电极，从而杜绝烧伤医生手指的可能。要么就关掉电源清理。术后，电极上的任何组织、血液或碳用摩擦性的Wipe-Its板或砂纸片打磨去除。然后将电极，用戊二醛消毒液进行超声清洗直至所有的表面污物完全去除，电极重新恢复干净。最后将电极高温高压消毒以保证完全无菌。

线性连续功率调节旋钮与分挡功率调节旋钮

高频电波刀手术器械的功率可以通过两种功率调节旋钮控制：分挡功率调节旋钮（图4.8a）或更理想的线性连续功率调节旋钮（图4.8b）。

分挡功率调节旋钮只会在旋钮上特定的位置有功率输出，这些位置之间不会有功率输出。该旋钮的缺点是当使用该机器在不同的组织上时切割控制较差一些。

更理想的功率调节旋钮是线性连续功率调节旋钮，该模式可在无限个位置线性增大功率。该旋钮允许医生根据特定手术需要准确调节机器的功率大小。

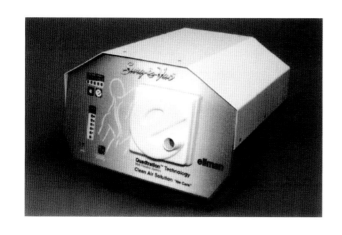

图4.9

Ellman Surg-e-Vac烟雾抽吸装置，该系统具有包括Quadtration技术在内的多级过滤系统。

手术烟雾

根据最近的美国疾病控制中心的牙科研究，使用激光或高频电波刀手术设备当软组织热破坏时可形成烟缕。研究表明，该烟缕可能含有有毒气体以及死的和活的细胞。研究进一步证实细胞性物质可能包括血细胞碎片和病毒。目前，所有激光在使用时强制使用烟雾抽吸。这些对健康的考虑目前也被应用到高频电波刀手术/电手术以保证患者和医生团队的安全。

临床和牙科领域的专家建议使用专门的烟雾抽吸装置，该装置采用的是高效空气过滤（HEPA）来降低空气中的微粒。该系统包括专用的真空泵、4层过滤器和带有专用吸头的软管。

目前，大部分牙科诊所采用中央负压系统来抽走口内碎屑。该系统设计用于吸走口内液体，使用一个不带过滤的较低体积的负压流。

专门的烟雾抽吸装置工作时需要的负压流更大，以吸走烟雾并运送至过滤系统。

Ellman Surg-e-Vac被研发的主要目的是为操作高频电波刀手术/电手术/激光的外科医生（图4.9）。测试表明Surg-e-Vac降低空气颗粒的效率非常高。这是由于该机器在吸头处高达45m/min（150英尺/分钟）的气体捕捉速度。过滤器是一个4层过滤系统，包括大颗粒过滤、微小颗粒过滤、去除病毒的HEPA滤网以及去除异味的活性炭滤网。为了保证过滤效率，射频分辨技术（RFID）被加入电路以确保过滤器功能和寿命的监控。

5 高频电波刀手术设备
RADIOSURGICAL INSTRUMENTS

可供牙医选择的高频电波刀手术/电手术设备有许多种。这些设备的波形、功率和频率有差异。牙科可用的有4种波形，然而没有设备4种波形都包含。不同的设备功率变化从25W到100W，其中70~100W是最理想的。设备的频率从1.3MHz到4.0MHz，使用高一点的4.0MHz频率的组织损伤破坏少一些。

有一些高频电波刀手术设备将真空管与晶体管结合起来，而其他的设备是完全实体。采用真空管与晶体管结合的设备减小了电磁波信号功率和频率的波动。只用晶体管的纯实体设备当过热的时候容易烧坏。

不同的高频电波刀手术/电手术设备的特点各异。其中，可高温高压的手柄和电极是非常必要的。绝缘处理或带涂层的天线板和可弯折电极以及长度可调电极也是有利因素。有些设备有美国牙科协会、美国安全试验所或加拿大标准协会的批准，这绝对是个很大的优势点。本章将对一些市面上可购买到的高频电波刀手术/电手术设备进行简要描述，希望能帮助医生选择适合的设备。

Coles

Coles电手术设备是牙科最早的设备之一。该设备由来自宾夕法尼亚州费城的一位电子工程师William Coles研发，重约17kg（38磅），配备有完全整流切割波形和部分整流凝固波形。该设备的接地板没有绝缘外膜，电极工作尖和手柄也不是可高温高压消毒的。

Clev-Dent

1970年，Cavitron公司的Clev-Dent部门收购了Coles公司。Clev-Dent生产TR-1和TR-2电手术设备。这两种设备据说性能特点非常相似，TR-1随后不再生产。TR-2配备有完全过滤切割模式和部分整流凝固模式。该设备最大功率70W，频率3MHz。电极和手柄不可高温高压消毒，接地板未行绝缘处理。Clev-Dent后来取消了电手术设备的整个生产线。

Martin

Martin Elektrotom 70-D是一个最大功率70W的电手术设备，配备完全整流波形（图5.1）。该设备重约4.3kg（9.5磅），工作频率1.75MHz。该设备配备有真空管，没有绝缘接地板。手柄和电极不可高温高压消毒。

Martin Elektrotom model 225ME是由德国的Martin公司生产的，由Parkell电子商行在美国销售。该设备重约2.7kg（6磅），配备有真空管，

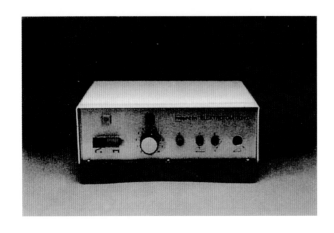

图5.1

Martin Elektrotom 70–D。

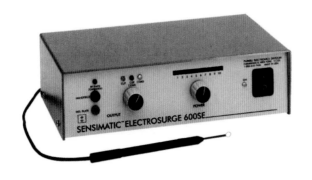

图5.2

Parkell Sensimatic Electrosurge 600SE。

采用了集成电路来缩小体积。该设备最大功率仅40W，频率2MHz，配备完全整流波形用于切割和凝固。该设备没有绝缘处理的接地板，电极也不能高温高压消毒。

Parkell

Parkell Sensimatic Electrosurge 600SE是一个实心的牙科电手术设备，最大功率70W（图5.2）。该设备工作频率1.4～1.7MHz，因此是一个电手术设备而非高频电波刀手术设备。该设备重约3.8kg（8.3磅），配有6个电极。该设备有3种模式：切割、切割/凝固和凝固。该设备拥有欧洲医疗设备管

理局的CE标识，但是没有美国牙科协会的认可。

Hampton

Hampton model HE–4电手术设备是一个小的90W真空管设备，频率3MHz，提供完全过滤波形和部分整流波形。接地板未行绝缘处理，电极不可高温高压消毒。

西门子

西门子Sirotom是一个35W的电手术设备，包

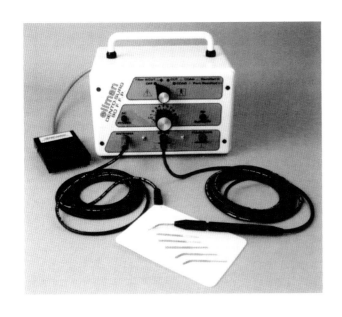

图5.3

Ellman Dento-Surg 90 FFP。

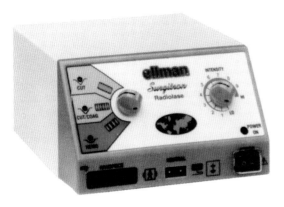

图5.4

Ellman Surgitron Radiolase。

括完全过滤波形和部分整流波形供选择。该设备重约4kg（9磅），工作频率1.6MHz，提供不可高温高压消毒的指开关型手柄和未行绝缘处理的手持棒被动电极。

Ellman

Ellman Dento-Surg 90 FFP高频电波刀手术设备（图5.3）是一个90W的真空管设备，频率3.8MHz。该设备有完全过滤波形、完全整流波形、部分整流波形和电灼波形。该设备还配备有线性连续功率调节旋钮，重约3.4kg（7.5磅）。标

配有一个可高温高压消毒手柄、数个可高温高压可弯折电极、一个Vari-Tip电极和一个绝缘外膜处理的天线板。可选的附件有：指开关型手柄、通用手术刀片手柄和双极镊子电极。该设备经美国安全试验所和加拿大标准协会认可和美国牙科协会接受。

Ellman Surgitron Radiolase（图5.4）是一个高频、中等输出功率的高频电波刀手术设备。该设备的最大输出功率50W，重约3.6kg（8磅）。该设备的频率为4MHz，可通过提供的3种不同波形进行精确切割和凝固以及止血。该设备使用可高温高压消毒电极，也可使用一次性电极，电源输入可以是100V、120V、220V和240V。该设备按照所有

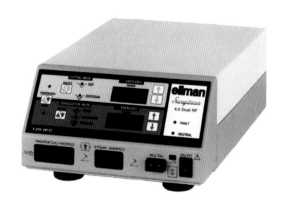

图5.5

Ellman Surgitron 4.0 Dual RF。

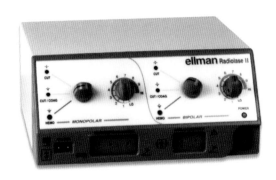

图5.6

Ellman Radiolase Ⅱ。

的FDA和国际安全标准设计，被评为IEC 601-1和IEC 601-2-2级。

Ellman Surgitron 4.0 Dual RF（图5.5）代表了最先进的高频电波刀手术设备技术，可提供无与伦比的手术控制、精准和多用途。该设备采用能获得的最先进的固态电路，提供电极和双极功能模式。频率4MHz，最大功率120W，该功率输出使得本设备在牙科和临床领域均可使用，配备有数字化操作面板，可准确调节功率和观测。该设备配置有5种操作模式，包括切割、切割/凝固、止血、电凝和双极电凝。并配备有视觉和听觉安全提示装置，最大限度地确保患者安全。该设备重约8.2kg（18磅），可以安装国际电工委员会（IEC）认可的电极、手柄和双极电极。该设备符合来自食品药品监督管理局、牙科和临床的国际电工委员会国际安全标准。

Ellman Radiolase Ⅱ（图5.6）是Ellman高频电波刀手术器械系列的最新产品。该设备在2005年首次亮相，具有单极和双极两种模式。在单极和双极两种模式均提供切割、切割/凝固、止血功能。这使得牙科可以使用6种波形和单/双极的组合模式，频率4MHz。该设备符合所有的FDA标准和国际安全标准，将是高频电波刀手术器械大家庭的一个受欢迎的新成员。

Odontosurge

Odontosurge电手术设备是由丹麦的L.Goof发明的（图5.7）。该晶体管设备包含完全整流波形和部分整流波形。Odontosurge工作时没有被动电极，当功率开关打开时会发出哨音。其功率控制旋钮是电极手柄上的一个旋转部件，使用起来可能不方便。由于手柄内有功率控制电子元件，手

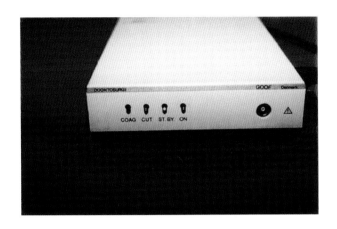

图5.7

Goof Odontosurge。

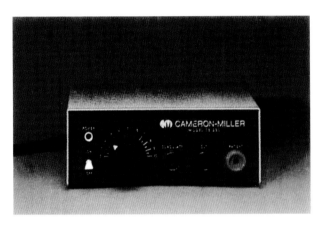

图5.8

Cameron Miller Model 230R。

柄不能高温高压消毒。

Cameron Miller

　　Cameron Miller Model 230R电手术设备（图5.8）是一个重约2.7kg（6磅）、最大功率60W、频率2.5MHz的设备。该设备有完全整流波形，配备有真空管。具备线性连续功率调节旋钮和非绝缘处理的接地板。

Macan

　　Macan Radiosurge（图5.9）是一个频率3MHz、最大功率65W的设备。该设备采用集成电路和真空管。设备有3种波形可切割、混合作用（切割/凝

固）、凝固。该设备重约2.7kg（6磅），配备可高温高压消毒的电极工作尖。该设备获得ADA认可，获得IEC合规性审核，在美国安全试验所注册。

　　Macan MC-4A（图5.10）是一个最大功率50W的电手术设备。该设备有两种波形用于切割/凝固和单纯凝固。该设备重约1.8kg（4磅），配备可高温高压消毒电极。该设备是一个基础的电手术设备，不应用于精细的牙周手术。

Whaledent

　　Whaledent Strobex Mark Ⅱ和Mark Ⅲ是老式Strobex设备的升级换代产品。这两个设备最大功率63W，频率2.5MHz。它们都重约5kg（11磅），配备完全过滤波形、指开关型手柄和分挡功率调节。手柄有一个指示灯提醒医生功率开关打开，

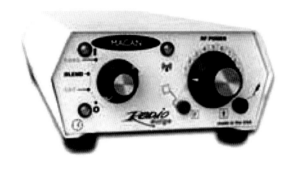

图5.9

Macan Radiosurge。

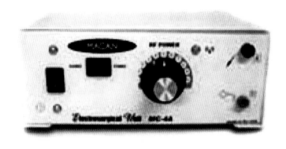

图5.10

Macan MC–4A。

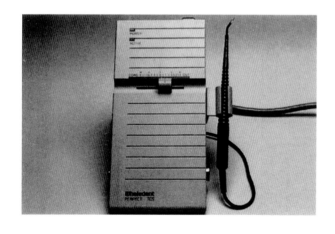

图5.11

Perfect TCS。

然而这也会提醒患者接下来要开始手术操作。

Whaledent Ultron是一个小的晶体管设备，重约1.6kg（3.5磅）。该设备有完全过滤波形、完全整流波形和部分整流波形，配备分挡功率调节。最大功率90W，运行频率1.3～1.5MHz，提供指开

关型手柄，带绝缘膜的接地板，以及可选配的可高温高压消毒电极。该设备获得美国安全试验所和加拿大标准协会认可和美国牙科协会接受。

Perfect TCS是一个小的晶体管设备，装备有完全整流波形和线性连续功率调节旋钮（图5.11）。

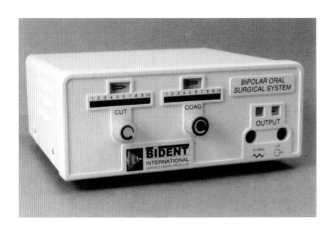

图5.12

Bident Bipolar Generator。

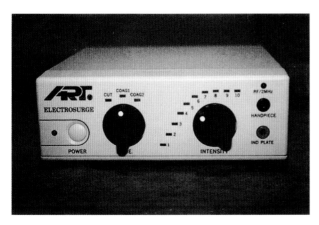

图5.13

Bonart E1。

配有外膜包被的接地板和可高温高压电极。该设备获得美国安全试验所和加拿大标准协会认可和美国牙科协会接受。Coltene Whaledent宣布终止其电手术设备生产线。

Bident

Bident Bipolar Generator（图5.12）是一个电手术设备，可用双极电极进行切割和凝固处理。该设备具有切割和凝固两个模式。设备有两个脚踏、一个切割、一个凝固，配备球状、环状和直丝状电极。

Servotome

Servotome是一个法国制造的90W的电手术设备。该设备具有完全过滤波形、完全整流波形和部分整流选择波形。波形通过滑动开关调节，可以实现波形的混合。除非将设备接到示波器，否则牙医不可能确定正在使用的实际波形。设备重约1.6kg（3.5磅），频率1.5MHz。

Bondent

Bondent Gemini结合了电手术设备和超声洁刮治设备。该设备配备完全过滤波形、完全整流波形、部分整流波形和电灼波形。在欧洲生产和销售。

Bonart

Bonart E1是Ventura Oral Systems公司生产的一个电手术设备（图5.13）。该设备配备完全过滤波形、完全整流波形和部分整流波形。功率通过分挡功率调节旋钮调节。机器的频率为2MHz。电极和手柄不可高温高压消毒，只能用冷消毒剂处理。

高频电波刀手术设备选择标准

- 设备需要在电极产生70~100W的功率输出。
- 设备的功率输出必须线性平滑精确调控。
- 设备必须配备所有的波形。
- 设备必须配备使用被动电极或天线的装置。
- 设备应当配备绝缘处理或带外膜的天线。
- 输出频率必须在3.8~4MHz范围。频率越高，组织损伤越少。
- 设备必须配备真正接地的装置。

- 控制开关应当是脚踏，而不是手柄上的指开关。
- 高频电波刀手术设备应当结合使用真空管和晶体管，从而限制最终的功率和频率输出的偏差。当过热的时候晶体管容易烧掉。

其他考量

- 电极应当是通用的，容易在手柄上装卸。
- 电极应当是可弯曲的。
- 电极和手柄应当是可高温高压消毒的。
- 设备应当便携轻便，易于使用。
- 设备的临床表现应当是经过广泛验证的，具有较好的口碑。
- 设备应当有一个长期的、可靠的保质期。
- 设备应当符合美国职业安全和健康管理局（OSHA）、美国安全试验所和加拿大标准协会的相关要求，并且被美国牙科协会接受。

6 术后伤口敷料
POSTOPERATIVE DRESSINGS

术后伤口敷料的使用在高频电波刀手术的所有阶段都非常重要。敷料应当对伤口和口腔黏膜具有保护性的而没有刺激性。所需的术后敷料的类型取决于所做的手术的大小。

没药安息香酊（图6.1）

没药安息香酊是绝大多数高频电波刀手术术式的理想术后敷料。具有一定黏稠度和气味的没药酊和安息香酊的溶液是由Ellman国际公司生产的。没药安息香酊用棉签或Squeez-ett（Ellman公司生产的一种上液体药物的吸管）上到术区，最好上6~8层，每层之间空气吹干。另外一种行之有效的保护术后伤口的做法是上几层没药安息香酊后再放置牙周塞治剂。没药安息香酊作为术后敷料适用于所有小的和大的高频电波刀手术。

牙周塞治剂（图6.2）

应当在做了大范围高频电波刀手术的术后术区放置柔软的、无刺激性的、可塑形的牙周塞治剂。这种具有抑菌性能的材料保护伤口的同时可促进伤口愈合。牙周塞治剂可从许多牙科材料厂家购买。Coe-Pak牙周塞治剂是由Coe Laboratories公司制造的，Zone牙周塞治剂是由Cadco制造的。

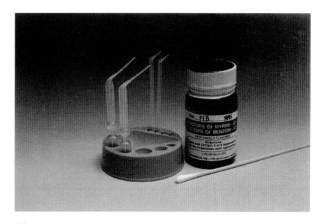

图6.1

具有特殊气味的没药安息香酊：用棉签或Squeez-ett上到术区。

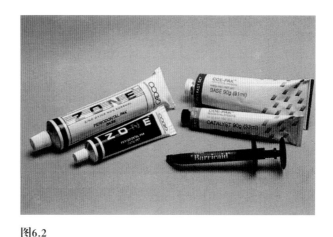

图6.2

牙周敷料：Zone、Coe-Pak和Barricaid。

这两种塞治剂是柔软的双糊剂系统，不含丁香酚。使用时，两种糊剂组分混合起来形成均匀的面团状，然后施加到伤口处。Barricaid是一个可见光催化聚合的牙周伤口敷料，由Caulk-Dentsply公

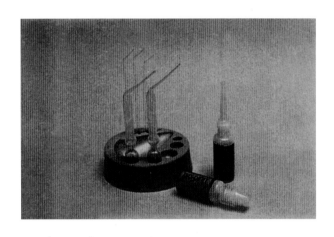

图6.3

Iso-Dent：可用Squeez-ett上到术区。

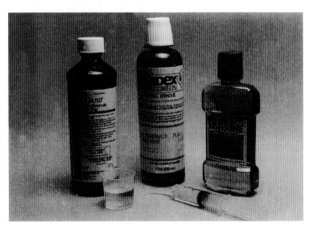

图6.4

Peridex、Periogard和李施德林抗菌漱口水可用冲洗注射器冲洗术区。

司制造。预混合的塞治剂材料放到伤口塑形后，用树脂固化灯光照聚合。龈切、全厚瓣和系带切除等手术应当用牙周塞治剂。

Iso-Dent（图6.3）

Iso-Dent，其成分为氰基丙烯酸丁酯异构体，是一种具有止血功能的组织黏合剂。Iso-Dent是由Ellman国际公司制造的，可用于所有大的和小的高频电波刀手术操作的术后敷料。由于其组织黏着性，Iso-Dent还可用于辅助牙周塞治剂的放置和固位。首先在伤口滴几滴Iso-Dent，然后放置塞治剂。再用Iso-Dent对塞治剂进行塑形以利于其固位。

Peridex和Periogard漱口水（图6.4）

宝洁和高露洁棕榄分别生产0.12%的葡萄糖酸氯己定漱口水。它们可以杀灭牙周病相关细菌。该漱口水在术后即刻施加到伤口上，然后放置术后敷料。Peridex或Periogard漱口水开给患者，让患者在术后1周内早饭后、午饭后和睡前使用。然后，建议患者早饭后和睡前使用直至伤口完全愈合。

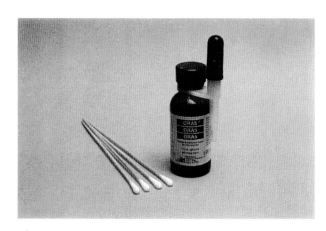

图6.5

Ora 5：可以用棉签上到术区。

李施德林抗菌漱口水（图6.4）

该漱口水由Warner-Lambert公司生产，可杀灭牙周病相关细菌。该非处方漱口水可以和Peridex/Periogard漱口水一样使用。

Ora 5（图6.5）

这是一个由McHenry Laboratories公司制造的作为术后敷料使用的局部杀菌剂。它是含有硫酸铜、碘、碘化钾和酒精的溶液。Ora 5可用棉签上到术区，适用于小的高频电波刀手术术区。

过氧化物漱口水

小面积的高频电波刀手术后可建议家庭自制的含有过氧化氢和水的漱口水，或商品化的过氧化氢漱口水如Gly-Oxide或Peroxyl。

术后指导

高频电波刀手术后良好的口腔护理可以降低并发症发生率和加速术区伤口的愈合。建议以下几点来保证伤口愈合：

- 术后患者应当避免吸烟、吃硬的或辣的食物、喝橙汁和饮酒。
- 术区以外的牙齿可以小心地刷牙。
- 高频电波刀手术后感到疼痛是正常的，因此应当开具止痛药。
- 如果做了缝合，应当通知患者复诊拆线。
- 大范围手术后为了控制水肿，应当指导患者冰敷：冰敷15分钟，间隔15分钟。
- 告知患者如果有任何问题或发生任何状况给医生打电话。

获得好的手术结果

高频电波刀手术可提供很好的手术结果，被证明在牙科临床上极其有用。牙医需熟悉高频电波刀手术的原理及设备的操作。建议与诊所其他员工讨论设备的维护和操作，以便获得好的、安全的结果。高频电波刀手术结果差的可能原因如下：

- 对高频电波刀手术原理的了解不够。
- 对于每一种高频电波刀手术的可能用途和局限性知晓不够。
- 没有进行临床前的基础练习就在患者身上做高频电波刀手术。
- 技术不过关。
- 使用了不正确的电极和波形。
- 尝试用火花隙发生器或灼烧设备进行高频电波刀手术。

- 过高或过低的功率强度。
- 电极、被动电极或手柄连线损坏。
- 设备出故障。

- 牙医的技术灵巧度不够。
- 对解剖、病理和生物之间的关系掌握不够。

7 高频电波刀手术技术
RADIOSURGICAL TECHNIQUES

本章的目的是帮助牙医对高频电波刀手术可做的许多具体术式应用有一个形象化的了解。这些术式的展示以先交代技术后展示病例的方式便于大家学习。每个技术模块部分包括一个列表框列出电极工作尖、波形、麻醉方式、注意事项以及术后敷料或有用的提示。对这些技术进行了一步一步详细的描述来指导医生掌握其操作步骤。操作步骤仅仅是指导，医生可根据需要自由改变。

本章还包括病例展示部分来展示所要操作的术式的所有细节。

为牙冠印模制取创造一个牙龈凹槽

牙龈凹槽（trough）是在冠修复所预备的基牙周围的软组织中为创造空间放置印模材料而制备的一个软组织沟渠。制备牙龈凹槽时，切除龈沟内的一薄层组织，暴露预备基牙的肩台边缘。很重要的是要注意牙齿的上皮结合不能被切掉。Vari-Tip电极工作尖（118）很适合，因为其切割端长度可以缩短来避免意外切割到结合上皮。在后牙区，其龈沟宽一些，可以使用大一些的电极尖，如U形电极（108或114），来制备牙龈凹槽。

具体技术

- 术区行局部浸润或阻滞麻醉。

- 当因冠修复行基牙预备时，用金刚砂车针形成终止线（finish line）。用高频电波刀手术去除牙龈软组织的龈沟衬里。

- 在牙龈组织薄而脆弱前牙区，建议使用完全过滤波形和Vari-Tip电极工作尖（118）。在后牙区，使用完全整流波形和U形电极（108）。

- 当制备牙龈凹槽时，建议做4个独立的切口，先从远中舌侧区域切口开始，接下来是近中舌侧区域切口，以确保任何失误是不易被发现的。此时，再做远中颊侧区域的切口，最后是近中颊侧区域切口。进行必需的凝固处理（图7.1和图7.2）。

- 在龈沟内衬切除和牙龈凹槽形成后，用金刚砂车针再次精修基牙预备体终止线。当软组织去除后，牙冠预备时会有更好的视野。临床上经常是在高频电波刀手术后发现预备体的终止线是不完美的，此时可以很容易地精修。

- 使用部分整流波形和铅笔尖状电极工作尖（113F或117）来止住出血点。

- 用U形电极工作尖（108）配合完全整流波形或完全过滤波形（当组织薄弱时）切除松弛的组织突起。记住在取模之前做电灼处理。有些临床医生喜欢在高频电波刀手术后放置排龈线来实现完全排开牙龈和止血。然而，高频电波刀手术后实际上不再需要排龈线，因为高频电波刀手术形成了牙龈凹槽和同时的止血效果，因此可以立即取模。在有心脏病史的患者进行冠预备时，牙龈凹槽形成术消除了对排龈线的需要。因此，高频电波刀手术的使用避免了因排龈线里含有肾上腺素而对心脏产生的影响，从而降低相关风险。

电极工作尖：	118、108、113F、117、114
波形：	完全过滤波形、完全整流波形、部分整流波形
麻醉方式：	局部浸润或阻滞麻醉
注意事项：	术前检查牙周探诊深度，确保不切割结合上皮
术后敷料：	不用或可以用没药安息香酊

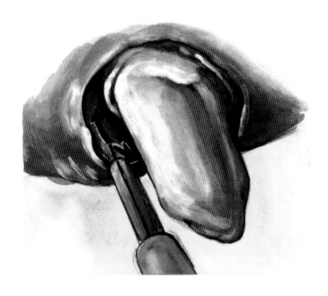

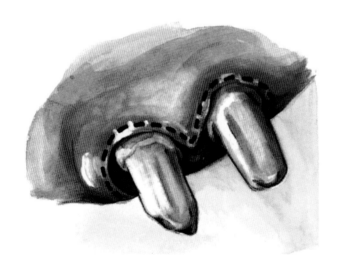

图7.1和图7.2

Vari-Tip电极（118）用于增宽龈沟和制作牙龈凹槽。

病例1（图7.3~图7.6）

一位46岁的女性，主诉龋坏和牙缺失。在临床、牙周和X线片检查后，医生决定制作上颌固定桥修复或替代龋坏和缺失牙。

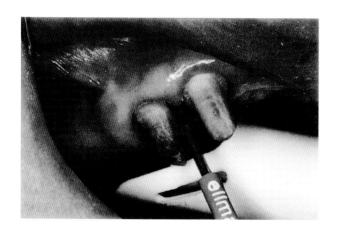

图7.3

牙龈凹槽用可弯折Vari-Tip电极（118）和完全整流波形来制备。牙龈凹槽制备从近颊面开始行进至远颊面。

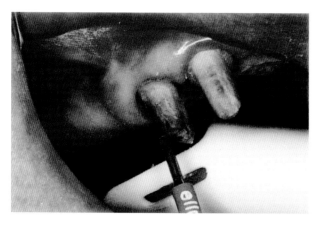

图7.4

Vari-Tip电极（118）和完全整流波形用来从远颊面向远舌面增宽龈沟。龈沟内组织被切除来增宽龈沟而不能切到结合上皮。

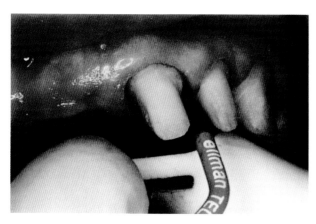

图7.5

然后用可弯折笔尖状电极（113F）和部分整流波形进行邻间隙止血。

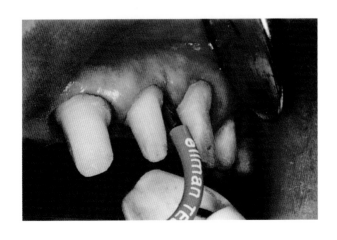

图7.6

可弯折笔尖状电极（117）和部分整流波形用于大一点的邻间隙的止血。

病例2（图7.7～图7.11）

一位38岁的男性，经评估需要修复上颌缺失牙。经过临床、牙周和X线片检查后，医生决定行烤瓷桥修复。

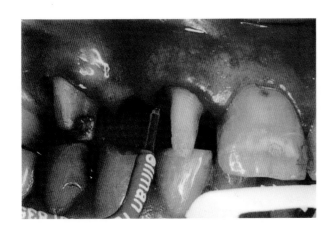

图7.7

制备牙龈凹槽来加宽预备后基牙的龈沟。可弯折Vari-Tip电极（118）和完全过滤波形用来制备牙龈凹槽。完全过滤波形之所以用于前牙区是因为它是最精细的波形，对周围软组织造成的损伤最小。

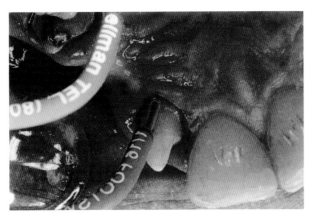

图7.8

电极的可弯折性使得在基牙的舌腭侧的组织切除更容易，同时视野更佳。

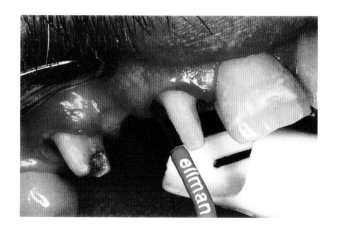

图7.9

可弯折笔尖状电极（113F）配合部分整流波形进行止血，以便于获得更准确的印模。

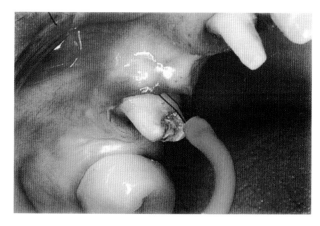

图7.10

可弯折U形电极（114）和完全整流波形用于后牙区加宽龈沟。

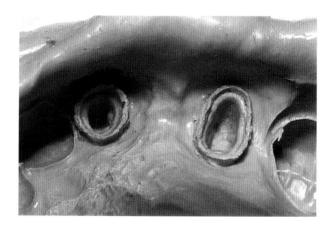

图7.11

可以看到由于所形成的牙龈凹槽和良好的止血，印模边缘清晰、没有气泡。

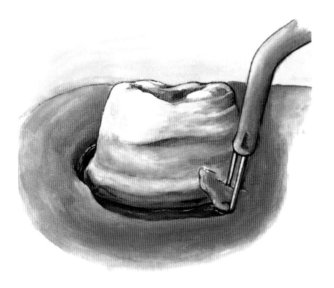

图7.12

U形环状电极用于凹槽形成。

病例3（图7.12～图7.16）

一位72岁的男性，口内仅余留下颌3颗牙齿。临床和X线片检查显示这几颗牙齿的牙根长度和骨高度足够，可以作为基牙行下颌覆盖义齿修复。在根管治疗结束后，基牙预备行铸造全冠。

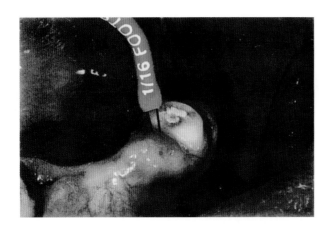

图7.13

可弯折U形环状电极（108）配合完全整流波形进行凹槽形成术。

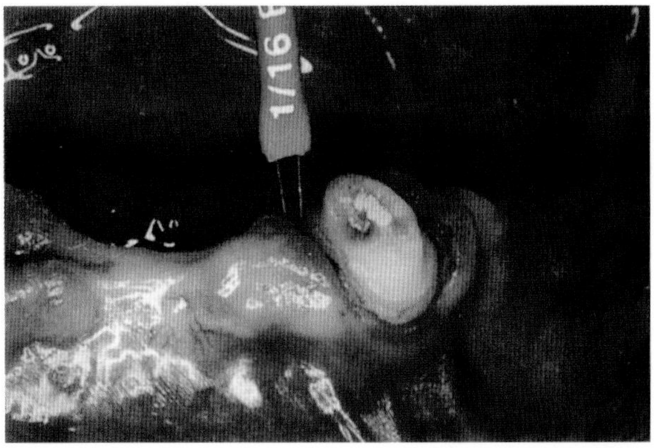

图7.14

U形电极（108）形成更宽的龈沟，完全暴露预备体的终止线。

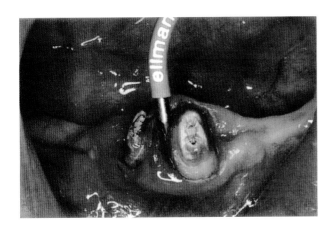

图7.15

可弯折笔尖状电极（117）和部分整流波形用于止血。

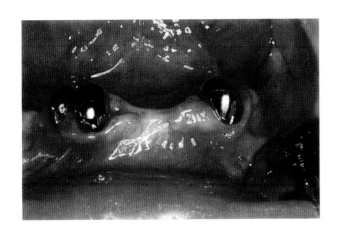

图7.16

术后3周冠粘接就位。

在冠粘接之前暴露种植体

　　用种植体修复缺失牙已经被广泛接受，作为固定桥的替代方式。需要在去除种植体愈合帽上的软组织后安装种植体基台和冠。高频电波刀手术可用于有效去除这块软组织以及制备一个软组织凹槽，以利于冠的粘接。种植体的二期暴露只能用频率4.0MHz的高频电波刀手术。频率稍低一些在1.0~3.8MHz的设备经证实对周围组织产生更多的侧方热。建议使用频率4.0MHz的高频电波刀手术设备进行种植体周围软组织的切除，其可达到最佳的安全和美观效果。

具体技术

- 术区行局部浸润或阻滞麻醉。
- 使用频率4.0MHz的高频电波刀手术设备进行龈沟的制备。不要用旧的低频电手术设备。
- 使用完全过滤波形和Vari-Tip工作尖（118）切除愈合帽上方软组织。之所以使用完全过滤波形是因为它是最精细的波形，对周围组织产生的侧方热最少。
- 建议使用几个小的切口来暴露种植体，围绕其形成一个软组织凹槽。在此过程中要小心，尽可能减少与种植体的接触。
- 使用部分整流波形和笔尖状电极（113F或117）来止血。

电极工作尖：	118、113F、117
波形：	完全过滤波形、部分整流波形
注意事项：	尽可能减少接触种植体；只用高频电波刀手术设备而不用电手术设备
术后敷料：	不用或可以用没药安息香酊

病例1（图7.17~图7.22）

　　一位39岁的女性，要求冠修复已植入的种植体。临床和X线片检查显示种植体愈合健康，可以行上部修复。使用高频电波刀手术来暴露种植体和形成合适的龈沟来安装牙冠。

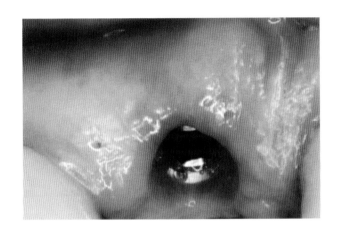

图7.17

术前口内照显示愈合帽去除后的种植体。

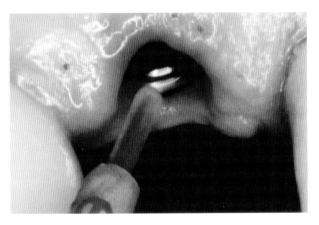

图7.18

Vari-Tip电极（118）和完全过滤波形配合使用，围绕种植体环切形成龈沟。

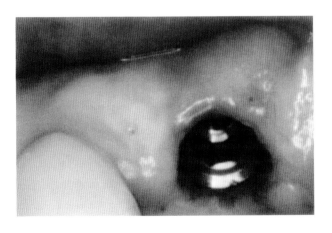

图7.19

术后口内照可见切除了部分组织后的种植体和所形成的龈沟。

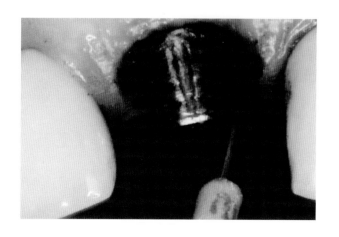

图7.20

在基台安装后，用笔尖状电极（113F）配合部分整流波形止血。

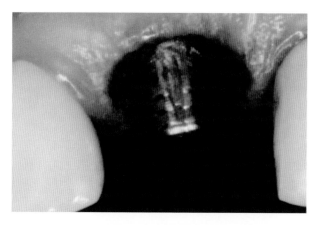

图7.21

软组织已完全止血，利于冠的就位安装。

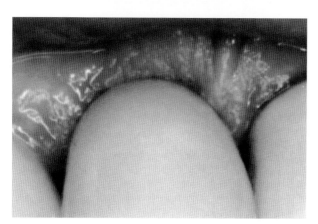

图7.22

冠粘接就位后与软组织贴合良好。

病例2（图7.23～图7.25）

一位54岁的男性，要求上颌两颗种植修复。种植体在高频电波刀手术的帮助下植入（感谢法国巴黎昂热大学Bernard Guillaume医生提供照片）。

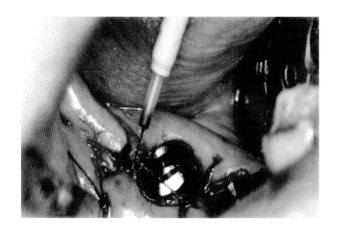

图7.23

Vari-Tip电极（118）和完全过滤波形配合来做种植体周围软组织切割。

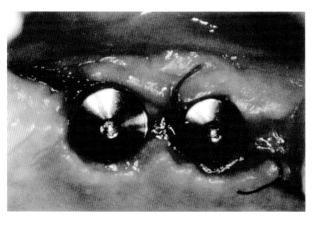

图7.24

组织就位缝合。

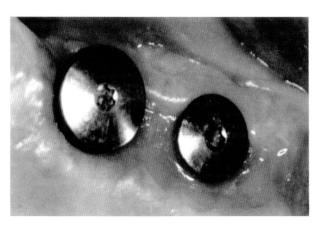

图7.25

愈合3个月后，没有瘢痕，对种植体没有副作用。

病例3（图7.26～图7.28）

　　一位62岁的女性，上颌种植体植入后6个月前来就诊。用高频电波刀手术来暴露种植体（感谢法国巴黎昂热大学Bernard Guillaume医生提供照片）。

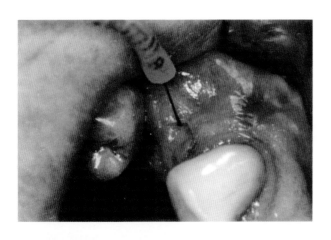

图7.26

用直丝状电极（110）和频率4MHz的完全过滤波形行种植体二期暴露。

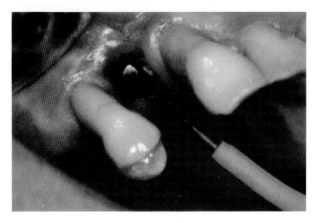

图7.27

当手术中会与种植体接触时完全过滤波形是唯一可用的波形。Vari-Tip电极（118）用来做显微水平光滑的切口。

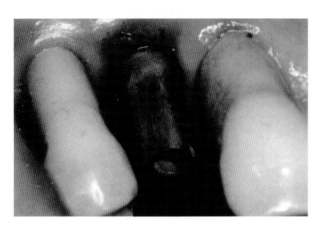

图7.28

高频电波刀手术完成后，基台就位。

针对肥大增生牙龈的牙龈切除术和牙龈成形术

牙龈切除术是消除炎性牙周病情况下龈袋和无支持牙龈组织的一种术式。牙龈切除术只能在骨上袋的区域并且术后仍留有足够附着龈的情况下进行。

牙龈成形术是修整形态异常牙龈的一种术式。此术式与牙龈切除术不同的是不降低龈沟或袋的深度。

用牙周探针评估龈袋深度。结合X线片检查结果，牙医即可判断是否需要牙龈切除术和/或牙龈成形术。

具体技术

- 术区行局部浸润或阻滞麻醉。
- 使用牙周探针确定袋的深度。

- 行牙龈切除术时，使用完全整流波形和直丝状电极（101或109）或Vari-Tip电极（118）切除组织（图7.29）。当接近骨组织时使用完全过滤波形。
- 当切除高度充血的组织时，U形电极（108）可能优于直丝状电极（101或109）。
- 环状电极（127或128）和完全整流波形用于牙龈成形术中软组织修形（图7.30）。环状电极很少能穿透软组织，用于软组织表面平整或修形而不是一次性去除大块组织。
- 一旦组织已经切除完毕，使用部分整流波形和笔尖状电极（113F或117）或球状电极（135或136）来止血（图7.31）。
- 上几层没药安息香酊，每层空气吹干。如果软组织切除面积大，放置牙周塞治剂。术区使用几滴Iso-Dent可帮助牙周塞治剂固位。给患者开具Peridex漱口水。

电极工作尖：	101、108、109、113F、114、117、118、124、127、128、130、135、136
波形：	完全过滤波形、完全整流波形、部分整流波形
麻醉方式：	局部浸润或阻滞麻醉
注意事项：	术前探诊袋的深度。术中确保不碰到骨，除非使用完全过滤波形
术后敷料：	没药安息香酊、牙周塞治剂、Peridex漱口水、Iso-Dent

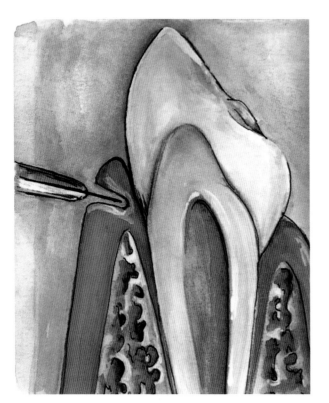

图7.29

做牙龈切除术时用直丝状电极或Vari-Tip电极切除组织。

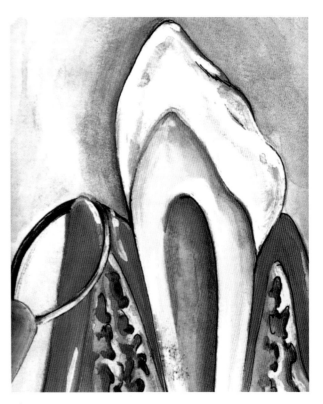

图7.30

环状电极用来做软组织成形和牙龈成形术。

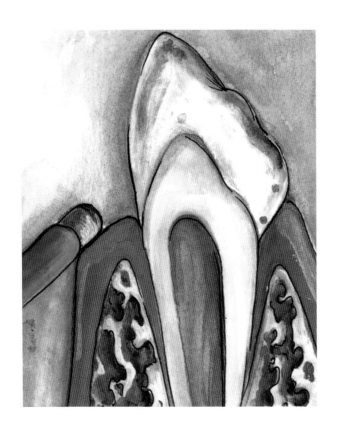

图7.31

止血作用通过球状电极和部分整流波形实现。

病例1（图7.32~图7.50）

一位49岁的女性，以个别牙龈乳头区域充血圆钝就诊。这些位点探诊出血，医生决定行牙龈切除术/牙龈成形术来消除这些问题。

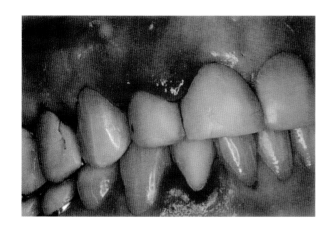

图7.32

术前口内照显示上颌中切牙和侧切牙以及下颌侧切牙周围牙龈发炎。

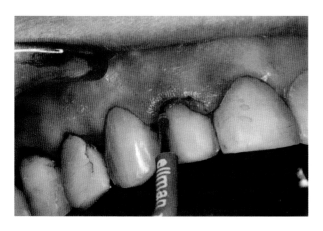

图7.33

牙龈成形术用Vari-Tip电极（118）和完全整流波形来进行。切口从侧切牙的近中向远中颊侧进行。

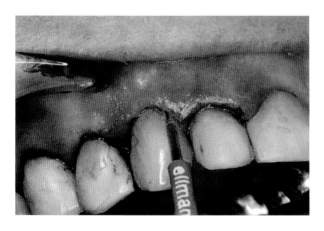

图7.34

切口继续向尖牙的近中延伸来获得一个更美观的结果。

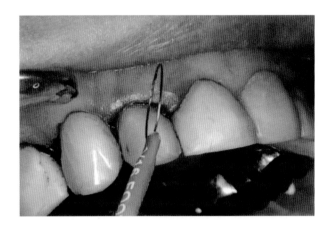

图7.35

环状电极（128）和完全整流波形用来做外斜切口，行牙龈成形术。

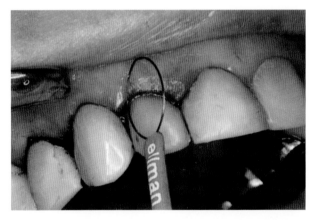

图7.36

由于完全整流波形的特性同时形成良好的止血效果，这使得医生在牙龈成形术中有更好的视野。

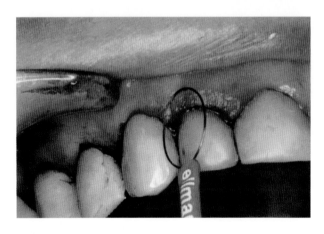

图7.37

牙龈成形术继续延伸至尖牙的近中来获得更加接近生理的牙龈外形。

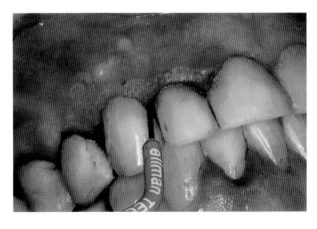

图7.38

笔尖状电极（113F）联合部分整流波形对邻间隙进行凝固止血。

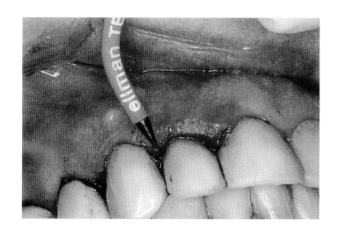

图7.39

当更大的范围需要凝固止血时，大一点的笔尖状电极（117）联合使用部分整流波形。

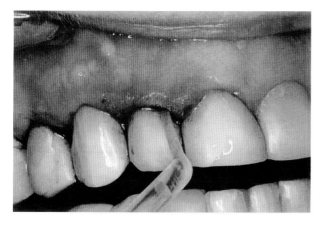

图7.40

Iso-Dent作为术后敷料，用Squeez-ett上到术区。

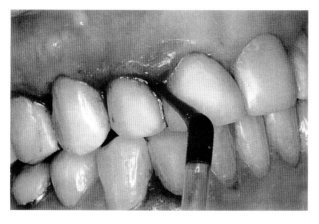

图7.41

没药安息香酊也作为术后敷料使用，用Squeez-ett上到术区。

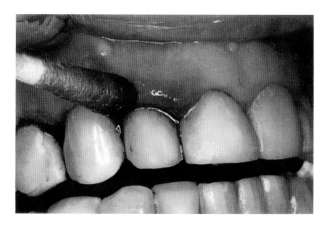

图7.42

棉签也可用来上没药安息香酊，每层吹干。

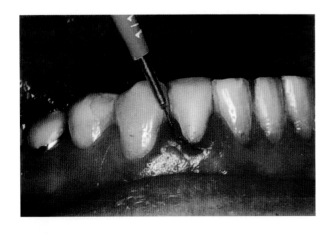

图7.43

Vari-Tip电极（118）和完全整流波形用于切除下颌侧切牙周围的发炎牙龈组织。

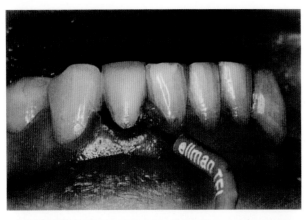

图7.44

从近中向远中做切口。切除足够量的组织来达到冠延长目的。

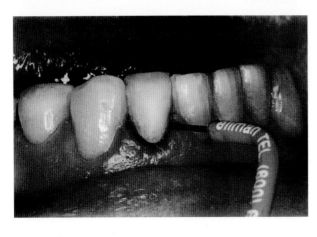

图7.45

笔尖状电极（113F）配合部分整流波形来做邻间隙的止血。

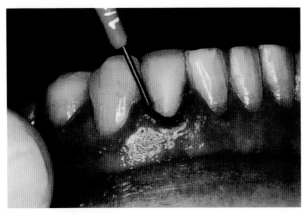

图7.46

笔尖状电极（113F）也可用于唇侧区域的软组织凝固止血。

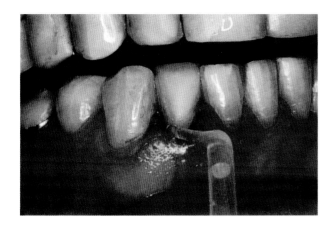

图7.47

术后术区上Iso-Dent。

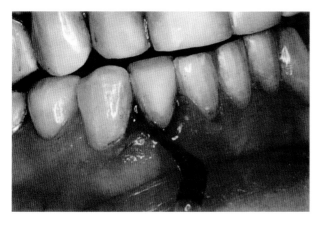

图7.48

用Squeez-ett将没药安息香酊上到术区伤口。

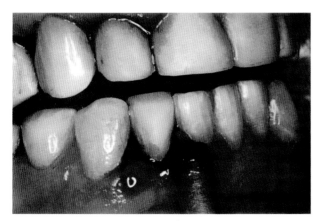

图7.49

也可用棉签将没药安息香酊上到比较开阔的区域。

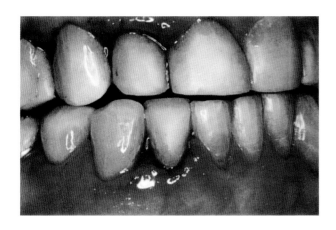

图7.50

术后照显示上下颌的组织外形得到修整。

病例2（图7.51～图7.54）

一位38岁的女性，经评估需要右上侧切牙和中切牙美学树脂粘接修复。临床、牙周和X线片检查显示，充血组织可以通过牙龈切除术来形成一个更美观的效果。

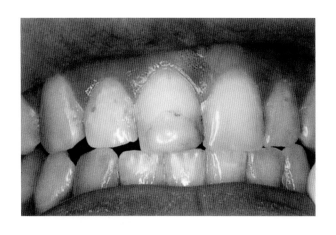

图7.51

术前口内照显示变色的上颌侧切牙和中切牙周围牙龈充血。

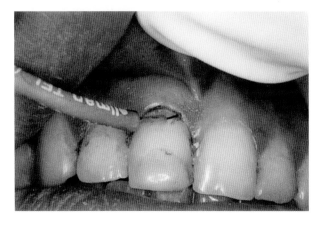

图7.52

Vari-Tip电极（118）和完全整流波形用来做牙龈切除术。

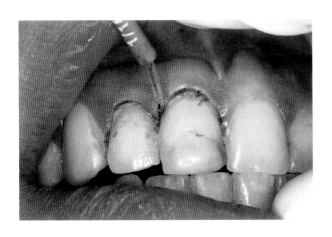

图7.53

得益于完全整流波形的特性，可在出血极少的情况下从近中向远中切除组织。

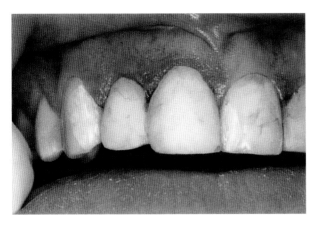

图7.54

牙龈切除和粘接操作完成后的照片。

苯妥英钠引起的药物性牙龈增生的切除

使用苯妥英钠（地仑丁）控制癫痫发作时，在将近一半的服用此药物的癫痫患者中都导致了牙龈增生。苯妥英钠性牙龈增生在临床上表现为牙龈组织的纤维性过生长，颜色为浅粉色，探诊时没有出血或出血很少。该增生牙龈的手术切除采用外斜切口龈切和同时牙龈成形术来完成。

具体技术

- 术区行局部浸润或阻滞麻醉。
- 用牙周刻度探针探查填写牙周大表，探查手术区域。
- 用完全整流波形和Vari-Tip电极（118）做起始切口。牙龈切除切口从牙齿的远中部分开始向近中进行。通常情况下，增生组织可在出血很少的情况下切除。
- 在后牙区域用U形电极（108或114）可能比

Vari-Tip电极（118）更有效。
- 环状电极（127或128）配合完全整流波形做牙龈成形术。环状电极很少能穿透软组织，因此用于软组织表面平整和修形。
- 菱形电极（119或120）用于切除牙尖软组织来形成更正常的牙间软组织形态。
- 一旦软组织切除完毕，牙冠暴露足够，使用部分整流波形和笔尖状电极（113F或117）或球状电极（135或136）进行术区止血处理。首先冲洗受区后擦干，然后用电极凝固止血。
- 术区上几层没药安息香酊，每层空气吹干。可使用数滴Iso-Dent保护术区创面同时帮助牙周塞治剂固位。给患者开具Peridex漱口水。

注意： 非常关键的是患者需做彻底的刷牙，进行良好的家庭护理以阻止苯妥英钠性牙龈增生的再次生长。只要患者仍然在服用苯妥英钠，就有可能牙龈再次生长。当有良好的家庭护理时，这种风险就可减小。

电极工作尖： 108、113F、114、117、118、119、120、127、128、135、136
波形： 完全整流波形、部分整流波形
麻醉方式： 局部浸润或阻滞麻醉
注意事项： 探诊袋的深度以防切到结合上皮。记住当再次处理同一位点前间隔10秒（医生可移动到相邻的牙齿）
术后敷料： 没药安息香酊、Coe-Pak、Iso-Dent、Peridex漱口水

病例（图7.55～图7.63）

一位19岁的女学生，被她的内科医生转诊过来，要求切除大范围的苯妥英钠性牙龈增生。通过临床、牙周和X线片检查，医生决定上下颌行牙龈切除术和牙龈成形术。患者希望能一次做完全口的牙龈切除，以减少和学习计划的冲突。

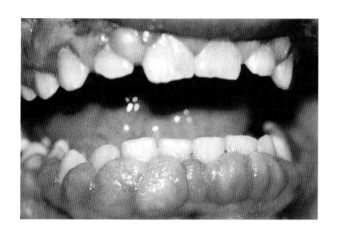

图7.55

术前口内照显示下颌广泛性苯妥英钠性牙龈增生。增生组织盖住了一部分临床牙冠。

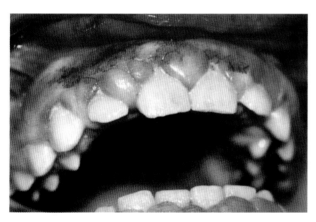

图7.56

上颌术前照显示浅粉色的韧而致密的增生组织。

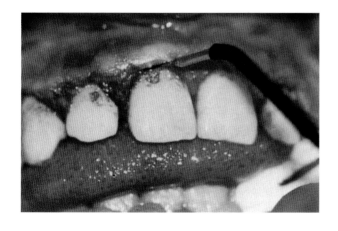

图7.57

用完全整流波形和Vari-Tip电极（118）行前牙区牙龈切除术。切口从右上尖牙远中开始向右上中切牙近中行进。

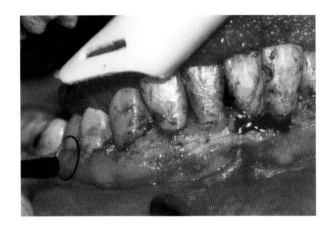

图7.58

用环状电极（128）做牙龈成形术。

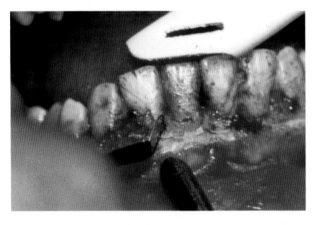

图7.59

用环状电极（128）对组织进行平整和成形。注意只有环状电极的下面部分穿入组织。

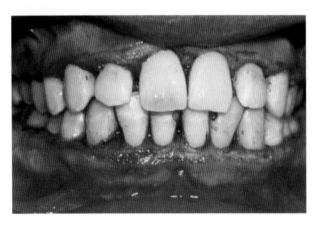

图7.60

术后照显示切除的增生组织的范围。全口所有区牙齿的临床牙冠获得了明显的暴露而出血很少。

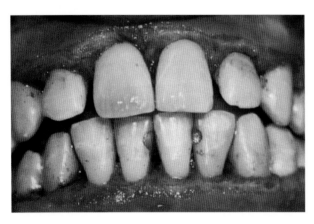

图7.61

术后即刻拍的近景放大照片显示出血很少。

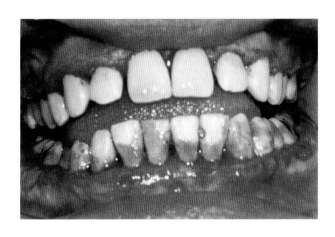

图7.62

下颌术区上数层没药安息香酊，随后放置牙周塞治剂。

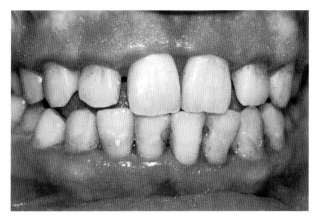

图7.63

术后2周口内照显示伤口愈合情况，还有临床牙冠增加。

正畸附件周围增生软组织的切除

　　做正畸治疗的患者在粘接有正畸托槽的牙齿周围常会发生牙龈肿胀或增生。口腔卫生欠佳和托槽对牙龈组织的刺激联合作用导致了这样的牙龈增生状况发生。牙龈切除术和牙龈成形术往往是这类情况的合适治疗方案。

具体技术

- 术区行局部浸润或阻滞麻醉。

- 使用完全整流波形和U形工作尖（108）或Vari-Tip工作尖（118）切除所有的增生组织。牙龈切除术从牙齿的远中向近中进行。注意不要切到牙齿结合上皮。

- 用环状电极（126、127或128）和完全整流波形做牙龈成形术。

- 用笔尖状电极（117）或球状电极（135或136）配合部分整流波形做凝固止血。

- 术区上7～8层没药安息香酊，每层空气吹干。如果切除组织的范围较大，可使用Iso-Dent、Coe-Pak或Zone。给患者开具Peridex漱口水。

电极工作尖：	108、117、118、126、127、128、135、136
波形：	完全整流波形、部分整流波形
麻醉方式：	局部浸润或阻滞麻醉
注意事项：	用棉条和自张开颊拉隔离正畸附件，防止电磁波信号传递到正畸附件灼伤颊部
术后敷料：	没药安息香酊、Coe-Pak、Iso-Dent、Peridex漱口水

病例（图7.64~图7.69）

　　一位11岁的小孩，被正畸医生转诊过来，要求切除下前牙唇侧增生牙龈。临床和牙周检查提示需要做牙龈切除术和牙龈成形术，并且加强口腔卫生。

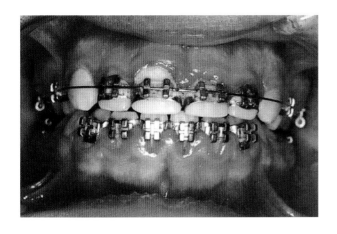

图7.64

术前口内照显示下颌牙的增生牙龈组织致密发红，盖住了部分正畸托槽。

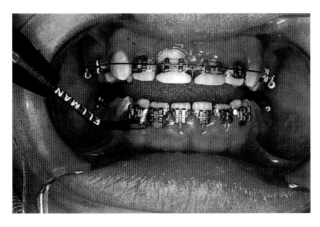

图7.65

用U形电极（108）和完全整流波形做牙龈切除术。切口从右下尖牙的远中开始行进至右下侧切牙的近中。

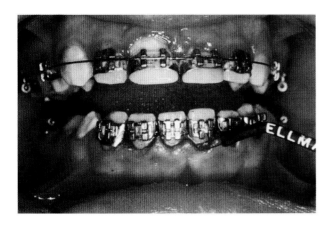

图7.66

用U形电极（108）切除下颌中切牙的增生牙龈。

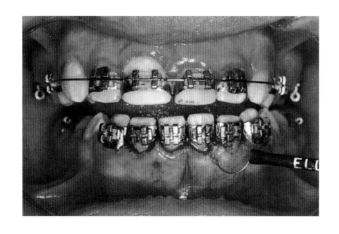

图7.67

用环状电极（128）和完全整流波形切除邻间隙软组织并做牙龈成形术。

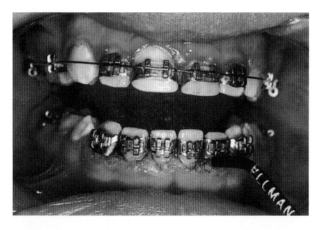

图7.68

使用笔尖状电极（117）和部分整流波形做邻间隙的凝固止血。注意出血很少。

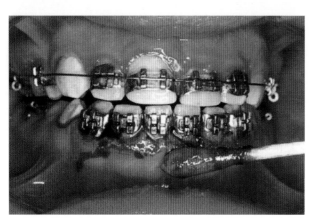

图7.69

用棉签上几层没药安息香酊。临床牙冠和正畸托槽完全暴露出来。

系带切除术

上下颌系带由纤维结缔组织和肌纤维组成，其源于牙槽突上的骨膜，延伸至唇颊部。不正常的粗大的系带会影响唇或颊的运动，如果它连接到腭侧或切牙乳头还会造成两颗中切牙分开。系带切除术是通过切除的方法去除肌肉组织。

具体技术（图7.70～图7.74）

- 术区行局部浸润或阻滞麻醉。
- 塑料自张开颊拉放置就位。用弯的Kelly钳（Kelly forceps）或蚊式止血钳夹住系带的两端。使用完全过滤波形和Vari-Tip电极（118）。当在骨附近做手术切除系带时，用完全过滤波形，因为该波形产生的侧方热最少。首先做一个垂直切口，从系带所附丽的中切牙之间的骨表面到上唇内表面。
- 然后旋转止血钳远离唇部，从止血钳的另一面做第二切口，与第一切口相接。
- 然后做第三个或第四个水平减张切口，将系带完整地从口腔切除。系带夹在蚊式钳的喙上。
- 一旦系带被切除掉，使用完全整流波形或完全过滤波形（如果是在骨附近）和环状电极（126或127）从术区清理干净所有的松散软组织片。
- 使用电灼波形和笔尖状电极（113F、116或117）在骨表面附近做凝血处理。电灼波形还可用在肌肉的起点和终点以防止肌肉再生。电极放在组织表面0.5mm处。当接通开关时会有电火花从电极跳跃至组织，形成表浅的破坏和止血效果。
- 当不是骨表面附近的软组织有出血时，使用部分整流波形和球状电极（135或136）或笔尖状电极（117）来凝固止血。在使用球状电极止血之前冲洗并吹干术区。
- 使用U形电极（108）或环状电极（127）和完全整流波形去除所有的松散软组织片。
- 根据需要缝合术区，术区上几层没药安息香酊，每层空气吹干。可在术区使用数滴Iso-Dent然后放置牙周塞治剂。给患者开具Peridex漱口水。

电极工作尖：	108、113F、116、117、118、126、127、135、136
波形：	完全过滤波形、完全整流波形、部分整流波形、电灼波形
麻醉方式：	局部浸润或阻滞麻醉
注意事项：	强烈建议使用塑料自张开颊拉，这可以防止蚊式止血钳或Kelly钳意外触碰到患者口腔，导致灼伤
术后敷料：	没药安息香酊、Coe-Pak、Barricaid可见光聚合牙周手术敷料或牙周塞治剂、Iso-Dent、Peridex漱口水

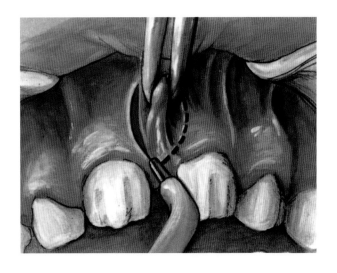

图7.70

在止血钳的侧方做一个椭圆形的切口。

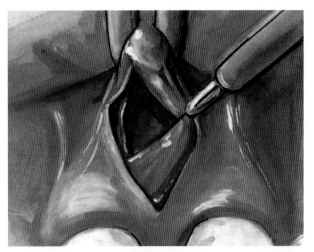

图7.71

用Vari-Tip电极和完全过滤波形将系带完全切除。

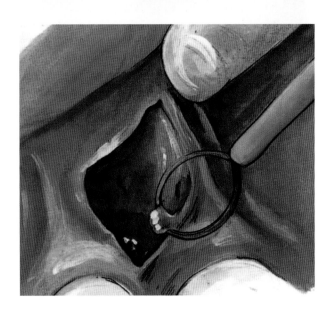

图7.72

用环状电极切除所有的松散软组织片。

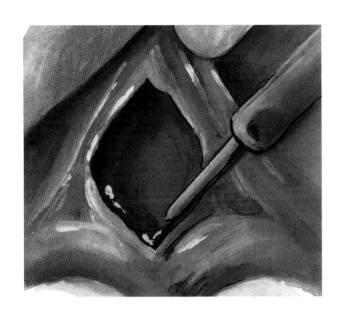

图7.73

笔尖状电极和部分整流波形用来止血。

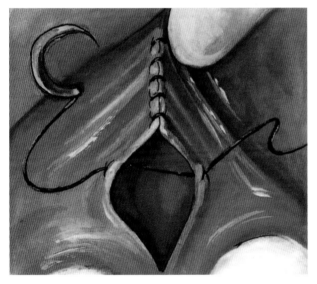

图7.74

软组织对位缝合。

病例1（图7.75～图7.79）

　　一位10岁的男孩，被转诊过来，要求切除粗大的上颌系带。在临床检查和与正畸医生会诊后，决定行系带切除术可能有利于正畸关闭中切牙间的间隙。

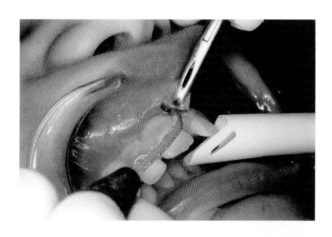

图7.75

用Vari-Tip电极（118）和完全过滤波形在止血钳的每一边做垂直切口。切口从牙槽骨表面延续到上唇内侧。

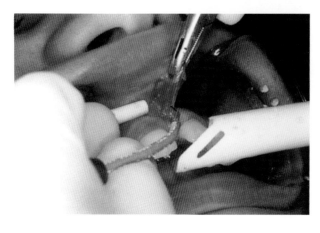

图7.76

用Vari-Tip电极做水平切口来完全切断肌肉组织。

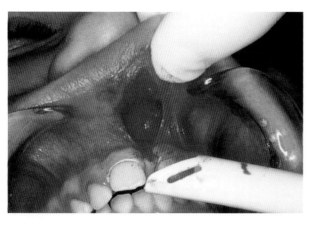

图7.77

用完全过滤波形彻底去掉肌肉组织。用该波形的原因是术区离骨组织很近。

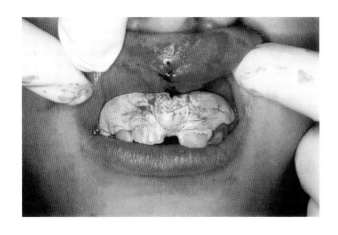

图7.78

缝合后，放置牙周塞治剂作为术后敷料。

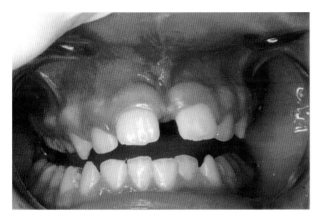

图7.79

术后愈合4周，可见系带完全切除，仅有极少量瘢痕。

病例2（图7.80～图7.88）

一个9岁的男孩，因中切牙间间隙到诊所就诊。临床检查显示粗大的唇系带连接到腭侧龈乳头。最终决定行系带切除术来消除边缘龈的张力和辅助接下来的正畸治疗。

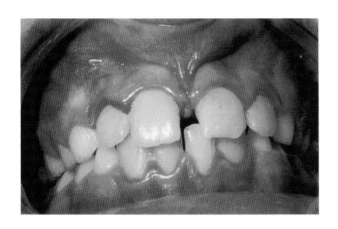

图7.80

术前照显示宽大的系带牵拉上唇并且穿过两颗中切牙之间间隙。

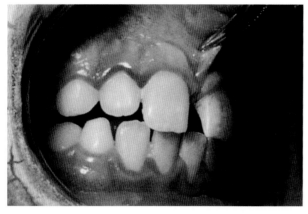

图7.81

用止血钳的喙将系带与周围组织分开。

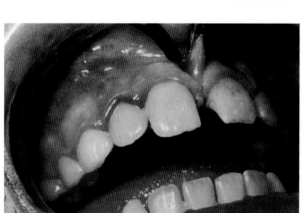

图7.82

用直丝状电极（110）和完全过滤波形在止血钳的两边做垂直切口。切口从中切牙之间间隙的骨表面开始直至上唇内侧。

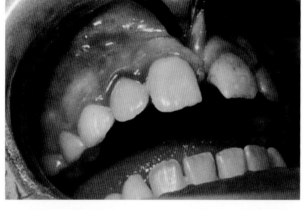

图7.83

可以注意到这些切口做完即刻没有出血。医生有一个清晰的术野。

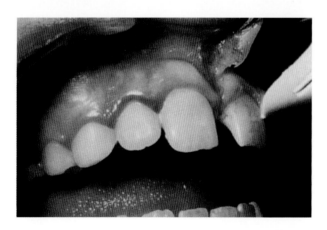

图7.84

用可弯折U形电极（108）和完全过滤波形切干净穿过中切牙之间间隙附着于腭侧龈乳头的肌肉组织。

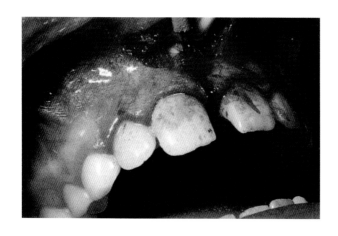

图7.85

用可弯折U形电极（108）和完全过滤波形去除连接到骨膜上的松散的肌肉和软组织片。

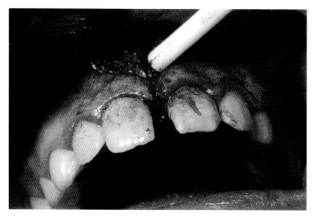

图7.86

为了止血，直丝状电极（110）和电灼波形可在骨附近使用。它们还会破坏残留肌肉组织。

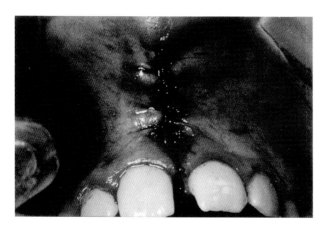

图7.87

用3-0黑丝线缝合。

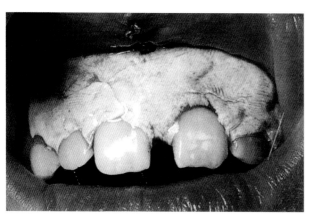

图7.88

放置Coe-Pak牙周敷料。

牙髓切断术/牙髓去除术

　　牙髓切断术（pulpotomy）是截除有活力的牙齿的冠部牙髓组织。牙髓去除术（pulpectomy）是当牙齿无活力时完全去除牙髓组织。高频电波刀手术可以用来部分或完全去除牙髓组织，从而有效行牙髓切断术或牙髓去除术。

具体技术

- 术区行局部浸润或阻滞麻醉。

电极工作尖：	108、113F、114、117、135、136
波形：	完全整流波形、部分整流波形
麻醉方式：	局部浸润或阻滞麻醉
注意事项：	无
术后敷料：	Temrex、IRM、氧化锌丁香油水门汀、Bosworth PT#2、Hypocal或强氧化钙

- 用高速手机常规备洞暴露冠髓。
- 用完全整流波形和U形电极（108或114）做3~4个切口，切除冠髓（图7.89）。
- 如果有出血点，用部分整流波形和球状电极（135或136）或笔尖状电极（117）接触出血点区域1秒。
- 此时，可以完成充填修复。

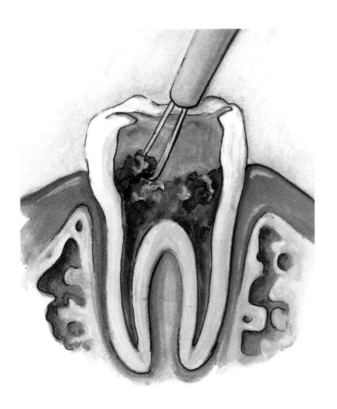

图7.89

U形电极用来切除冠髓。

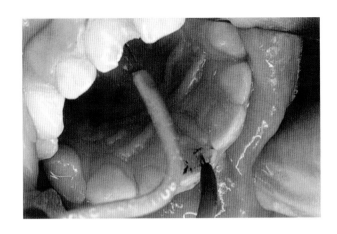

图7.101

舌侧观用U形电极（114）和完全整流波形去除牙髓组织。

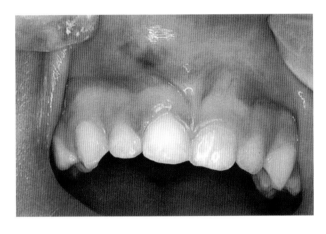

图7.102

术后照显示牙齿得到了充填修复。

根尖切除术

根尖切除术或牙根切除术是一个用来去除牙根的根尖部分并刮治根尖周组织的术式。当根尖周组织或骨有大范围破坏时，或当根尖区有囊肿时适用此术式。

具体技术（图7.103～图7.106）

- 术区行局部浸润或阻滞麻醉。
- 用完全过滤波形和Vari-Tip电极（118）做全厚瓣翻瓣。使用完全过滤波形是因为它产生的侧方热最少，当在骨组织附近使用时对骨的损伤最小。
- 翻瓣，用高速手机暴露根尖部分并截根。

- 使用完全过滤波形和小U形、椭圆状或环状电极（108、114、123或126）去除截根后的区域周围的肉芽组织。
- 使用电灼波形和笔尖状电极（113F、116或117）对截根的根尖区周围进行电灼处理。电极放在距组织表面0.5mm处。当接通开关时会有电火花从电极跳跃至组织，对囊肿残余进行表浅的破坏并提供止血效果。
- 在完全去除肉芽组织后，用银汞合金倒充填。
- 使用部分整流波形和球状电极（135）做需要的点状凝固。
- 缝合。
- 术区上几层没药安息香酊，每层空气吹干。在术区使用数滴Iso-Dent，然后放置牙周塞治剂。

电极工作尖：	108、113F、114、116、117、118、123、126、135
波形：	完全过滤波形、部分整流波形、电灼波形
麻醉方式：	局部浸润或阻滞麻醉
注意事项：	确保当在骨组织附近手术操作时只用完全过滤波形或电灼波形
术后敷料：	没药安息香酊、Coe-Pak、Iso-Dent、Peridex漱口水、Zone

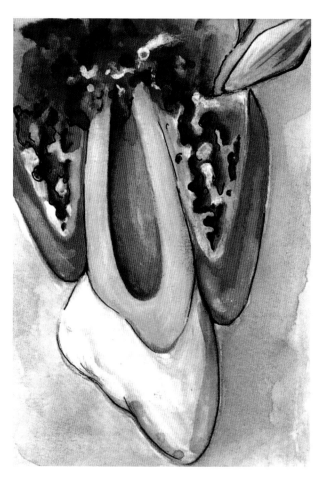

图7.103

用刮勺去除颊侧骨板暴露根尖脓肿区。

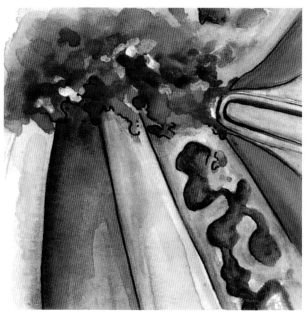

图7.104

用U形电极和完全过滤波形去除肉芽组织。

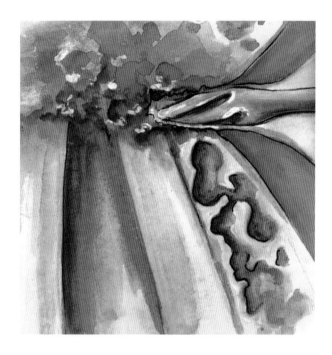

图7.105

用快机钻截除根尖。

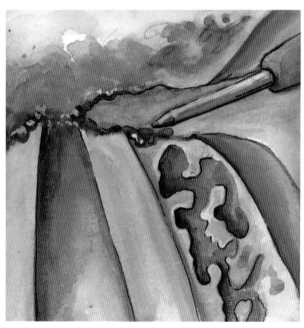

图7.106

用笔尖状电极和电灼波形来破坏肉芽组织残留。

病例1（图7.107～图7.116）

　　一位31岁的男性，因上颌固定桥下方疼痛就诊。临床和X线片检查显示，侧切牙牙根上方有透射影。为了维持固定桥的完整性，选择根尖切除术。

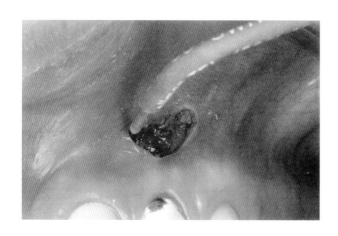

图7.107

决定在牙齿根尖1/3处翻瓣。

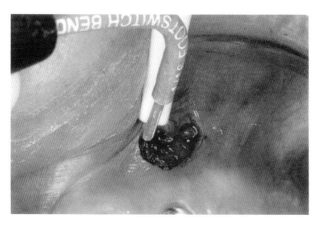

图7.108

Vari-Tip电极（118）和完全过滤波形用来翻瓣。

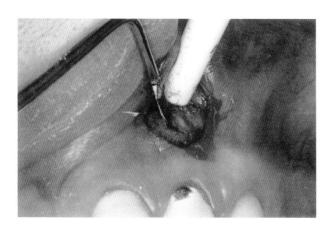

图7.109

用刮匙去除骨组织和暴露根尖。

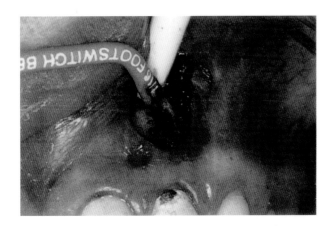

图7.110

U形电极（114）和完全过滤波形用来去除所有肉芽组织。

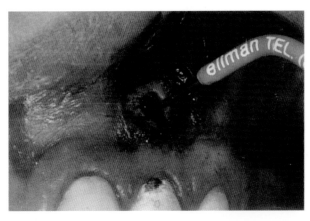

图7.111

笔尖状电极（113F）用来电灼处理根尖区域。

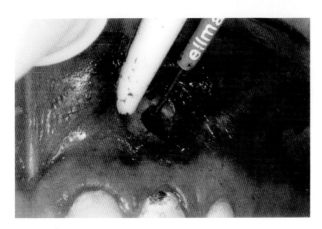

图7.112

电灼处理去除肉芽组织的同时达到止血效果。

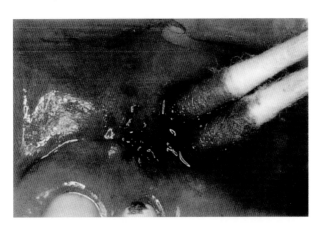

图7.113

没药安息香酊作为术后伤口敷料上到伤口上。

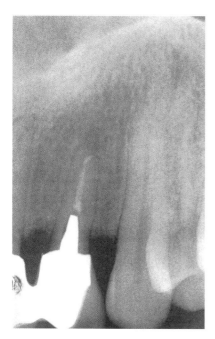

图7.114

术前X线片显示上颌侧切牙根尖区透射影。

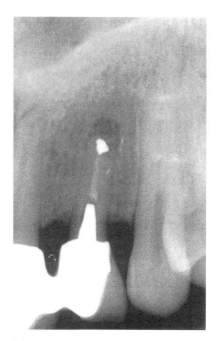

图7.115

术后X线片显示根尖已切除并行银汞倒充填。

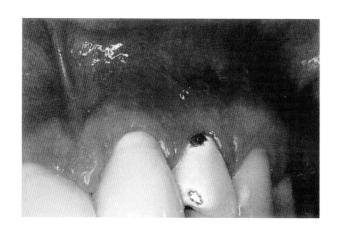

图7.116

术后4周口内照显示没有瘢痕形成，牙齿无症状。

病例2（图7.117~图7.126）

　　一位48岁的男性，因右下切牙瘘管流脓就诊。临床检查发现该牙已行根管治疗，此时适宜行根尖切除术。

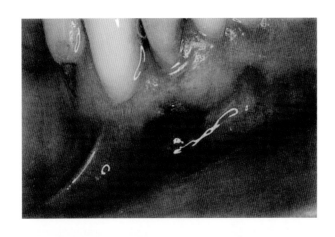

图7.117

术前照显示瘘管存在。

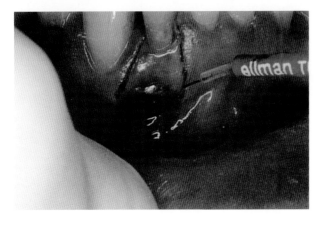

图7.118

用Vari-Tip电极（118）和完全过滤波形行全厚翻瓣。之所以用完全过滤波形是因为它产生的侧方热最少，对骨组织可能没有副作用。

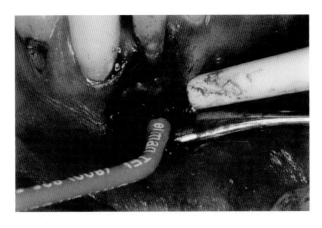

图7.119

U形电极（108）和完全整流波形用来刮除肉芽组织。

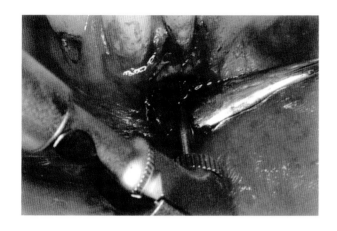

图7.120

用慢速手机截除根尖。

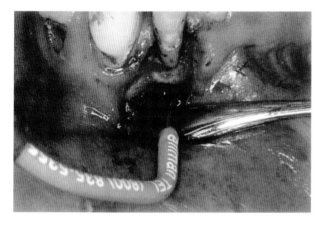

图7.121

笔尖状电极（113F）和电灼波形配合在骨组织附近区域破坏囊肿残余和止血。

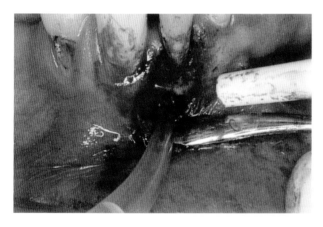

图7.122

用0.12%氯己定冲洗术区。

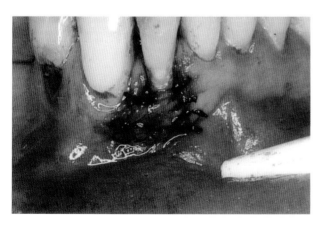

图7.123

用3-0丝线将瓣复位缝合。

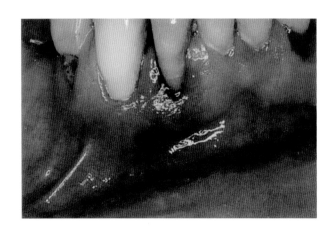

图7.124

术后愈合4周无瘢痕，牙齿无症状。

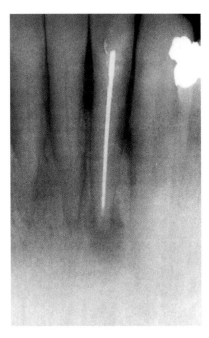

图7.125

术前X线片显示根尖区低密度影。

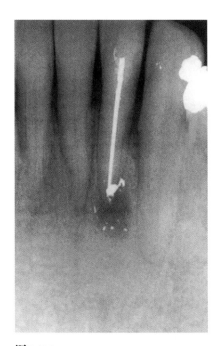

图7.126

术后X线片显示根尖已切除并行银汞倒充填。

病例3（图7.127～图7.131）

一位41岁的男性，因右上尖牙根尖区疼痛前来就诊。临床和X线片检查显示，根尖区大范围阴影。决定选择根尖切除术治疗。

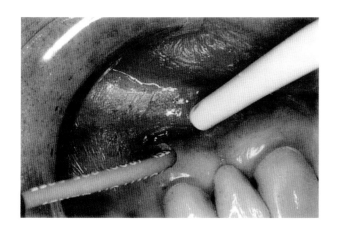

图7.127

Vari-Tip电极（118）和完全过滤波形用来翻瓣暴露根尖区。之所以用完全过滤波形是因为它是对骨组织创伤最小的波形。

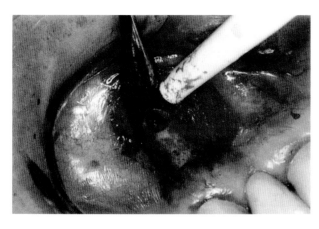

图7.128

翻瓣暴露尖牙根尖。可看到牙胶尖从有吸收的根尖区穿出来。

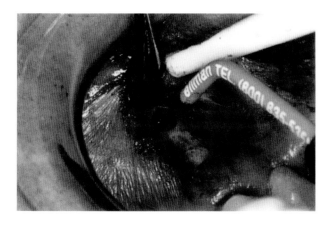

图7.129

笔尖状电极（113F）与电灼波形联合应用来破坏残留肉芽组织和止血。之所以用电灼波形来止血是因为通过所产生的电火花碳化血细胞而电极实际上不接触骨组织。

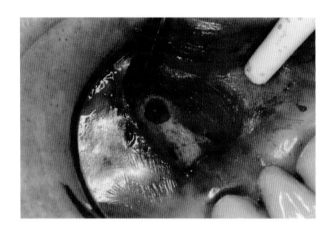

图7.130

切除根尖，用电灼波形止血。

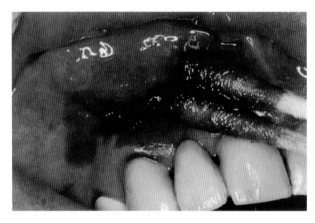

图7.131

上几层没药安息香酊到术区作为术后敷料。

龈盖切除术

龈盖是一块过生长的致密纤维结缔组织，常常覆盖在刚萌出的下颌第三磨牙的远中咬合面上。由于对颌牙的咬合创伤，或龈盖和牙齿之间嵌塞的食物残渣或细菌存留所导致的炎症，这块组织常常发炎。龈盖切除术就是手术切除龈盖组织，目的是预防急性冠周炎的发生。

具体技术

有两种不同的技术可有效切除龈盖。这些技术都予以交代，让龈盖切除变得简单。

术式1

- 术区行阻滞麻醉。
- 使用完全整流波形和Vari-Tip电极工作尖（118）或小环状工作尖（108、114或123）。用类似于软组织凹槽形成术的方式切割分离开龈盖。该切口从舌侧开始，向远中面行进。从这里开始切口继续向颊侧延伸直至龈盖完全切除。
- 使用小U形或小椭圆形电极（108或123）切除多余的软组织，完全暴露牙冠。

- 使用部分整流波形和笔尖状电极（113F或117）或球状电极（135或136）控制有持续性出血的位点。该区域吹干血液，然后用电极短暂接触组织，实现凝固止血。
- 术区上7～8层没药安息香酊，每层吹干。这可以作为术后伤口敷料不影响患者进食和说话。牙周塞治剂不建议使用，因为当患者说话或咀嚼时它可能松动脱落。Iso-Dent也可用作术后敷料。给患者开具Peridex漱口水，让患者在家里使用来促进伤口愈合。

术式2（对小的组织瓣比较理想）

- 术区行阻滞麻醉。
- 使用完全整流波形和可弯折环状电极工作尖（127或128）弯成直角对术区修形。
- 在按下电源开关之前，将环状电极放在龈盖的下方。按下控制开关给电极通上电磁波后，竖直抬起环状工作尖，从而一整块去除龈盖的大部分。
- 用完全整流波形和小U形电极（108或114）修整残留软组织，保证牙冠暴露足够，减少龈盖再次生长的可能。
- 使用部分整流波形控制有持续性出血的位点。用笔尖状电极（113F或117）或球状电极（135

电极工作尖：	108、113F、114、117、118、123、127、128、135、136
波形：	完全整流波形、部分整流波形
麻醉方式：	阻滞麻醉
注意事项：	使用自张开颊拉保护嘴唇
术后敷料：	没药安息香酊、Iso-Dent、Peridex漱口水

或136）来做凝固处理。将术区的血液冲洗吹干，然后用电极短暂接触软组织，实现凝固止血。

- 术区上7~8层没药安息香酊，每层吹干。这可以作为术后伤口敷料，不影响患者进食和说话。牙周塞治剂不建议使用，因为当患者说话或咀嚼时它可能松动脱落。Iso-Dent也可用作术后敷料。给患者开具Peridex漱口水让患者在家里使用，来促进伤口愈合。

病例1（图7.132~图7.141）

　　一位22岁的男性，向医生主诉部分萌出的下颌第三磨牙。临床和X线片检查后决定切除龈盖来完全暴露该牙齿。

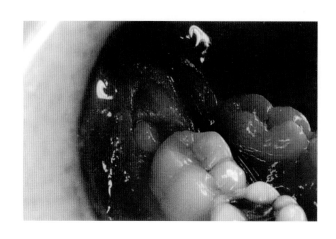

图7.132

下颌第三磨牙部分萌出，牙齿远中龈盖覆盖。

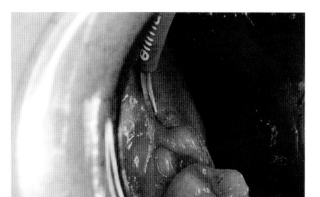

图7.133

Vari-Tip电极（118）和完全整流波形用来切除龈盖。

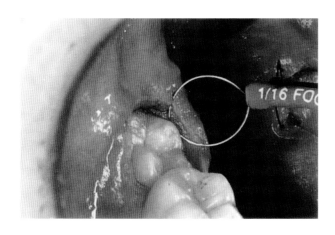

图7.134

环状电极（128）用来进行舌侧的组织平整，从而完全暴露牙冠。

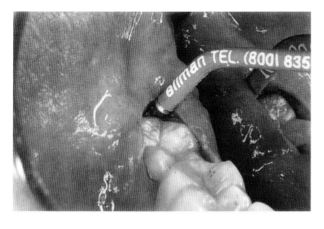

图7.135

球状电极（136）和部分整流波形结合来止血。

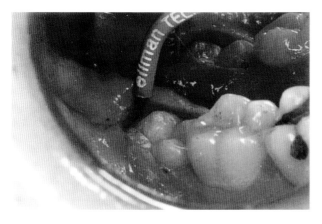

图7.136

笔尖状电极（117）用于个别位点的凝固止血。

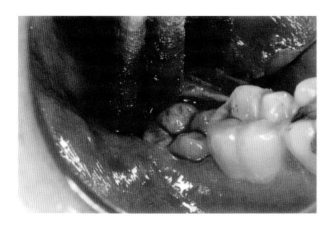

图7.137

没药安息香酊用到术区。

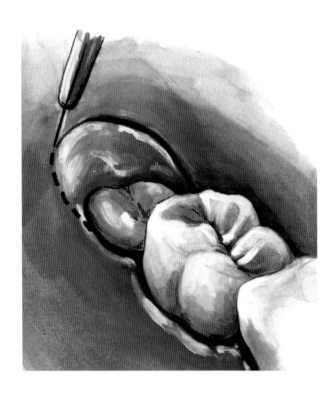

图7.138

Vari-Tip电极和完全整流波形用来切除龈盖。

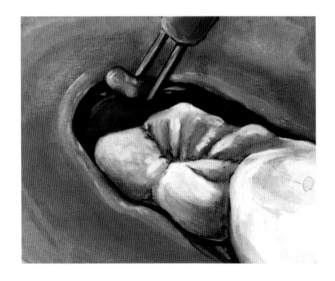

图7.139

U形电极用来帮助暴露牙齿远中部分。

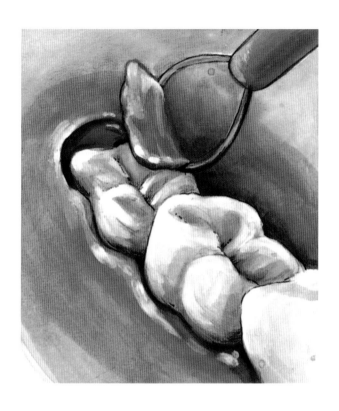

图7.140

环状电极用来完全暴露牙齿。

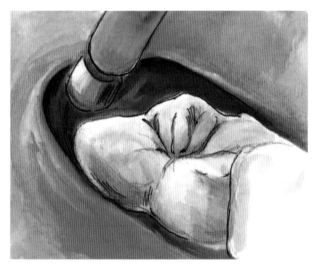

图7.141

球状电极和部分整流波形用于凝固止血。

病例2（图7.142~图7.150）

　　一位27岁的男性，主诉部分萌出的下颌第三磨牙，由于食物嵌塞在龈盖下方持续发炎。决定使用高频电波刀手术行龈盖切除术。

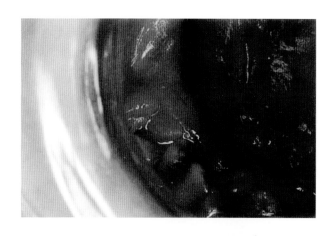

图7.142

术前照显示软组织覆盖住下颌第三磨牙的3/4。

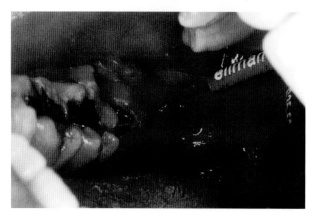

图7.143

Vari-Tip电极（118）和完全整流波形用来做龈盖切除术的第一切口。

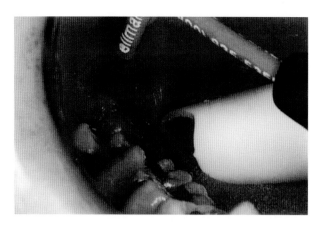

图7.144

电极被弯成90°以便更容易进行手术操作。

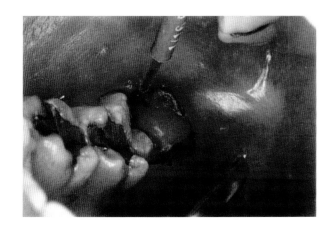

图7.145

Vari-Tip电极从舌侧切除了软组织，继续向颊侧行进。

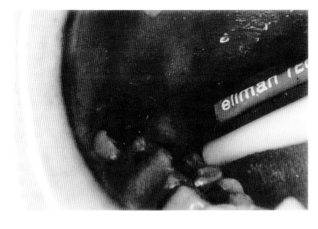

图7.146

环状电极（128）和完全整流波形联合使用来完全暴露牙冠。

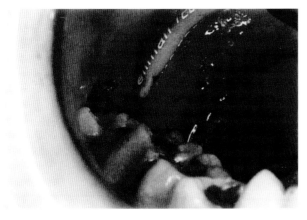

图7.147

U形电极（108）和完全整流波形结合使用，彻底切除残留软组织。

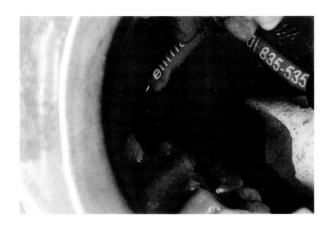

图7.148

U形电极被再次弯成90°，获得更好的手术入路。

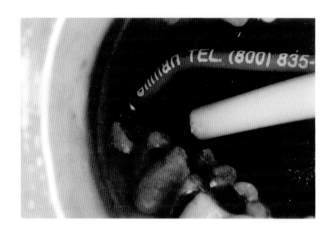

图7.149

球状电极（136）和部分整流波形用来止血。

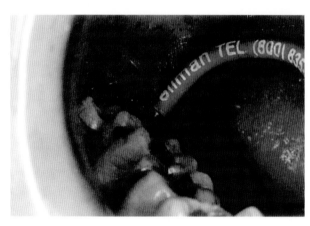

图7.150

笔尖状电极（117）和部分整流波形结合对点状出血进行彻底凝固。

病例3（图7.151～图7.156）

一位22岁的女性，主诉右下第三磨牙周围软
组织周期性的肿胀不适。临床和X线片检查提示应
当行龈盖切除术，完全暴露第三磨牙，消除食物
嵌塞和细菌藏匿的根源。

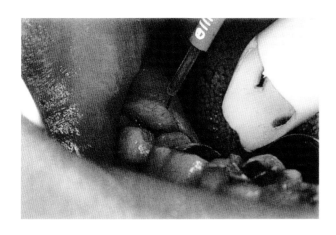

图7.151

Vari-Tip电极（118）和完全整流波形用来切除牙齿远舌侧
软组织。

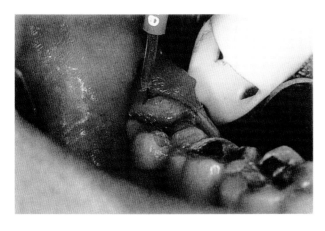

图7.152

切口继续从远中舌侧向远中颊侧行进。

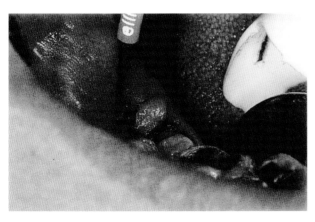

图7.153

可以看到龈盖被从牙齿咬合面揭起来。

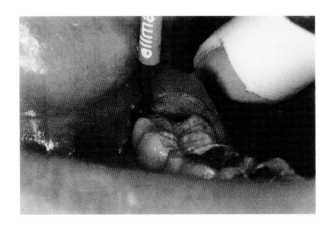

图7.154

远中面的肌肉纤维被切干净。

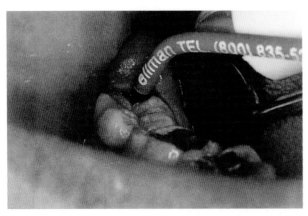

图7.155

笔尖状电极（117）和部分整流波形用来凝固止血。

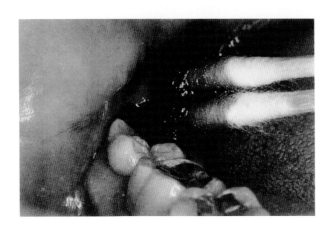

图7.156

上几层没药安息香酊到术区作为术后敷料。

暴露龈下龋坏

当牙齿有龈下或接近龈缘的龋坏时,需行 V 类洞充填。高频电波刀手术可以为该区域提供更好的视野和止血。

具体技术

- 术区行局部浸润或阻滞麻醉。
- 用牙周刻度探针探查上皮结合的位置。
- 使用完全整流波形和 Vari-Tip 工作尖（118）或

U 形工作尖（108）切割龋坏周围的组织完全暴露龋坏（图7.157）。这些组织逐层切除,小心不要切到或破坏上皮结合。完全整流波形的优点是可同时实现切割和止血效果。

- 如果有渗血或出血,使用部分整流波形和笔尖状电极（113F或117）或球状电极（135或136）来凝固止血。这样可避免渗血至缺损待修复区,有利于树脂粘接修复。
- 需要时术区上几层没药安息香酊,每层吹干。或者使用Iso-Dent。

电极工作尖:	108、113F、117、118、135、136
波形:	完全整流波形、部分整流波形
麻醉方式:	局部浸润或阻滞麻醉
注意事项:	确保不切到上皮结合
术后敷料:	没药安息香酊、Iso-Dent

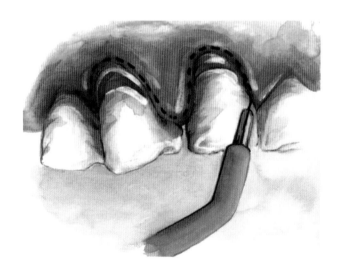

图7.157

Vari-Tip电极用来切除软组织和暴露龈下龋坏。

病例1（图7.158～图7.170）

　　一位47岁的女性，要求行常规牙科治疗。临床和X线片检查发现牙颈部大范围酸蚀缺损和龈下龋坏。决定使用高频电波刀手术暴露龈下龋坏并且止血，便于进行更坚固、更美观的充填修复。

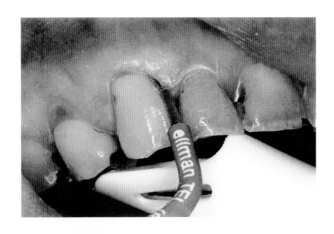

图7.158

Vari-Tip电极（118）和完全整流波形用于暴露尖牙的龈下龋坏。

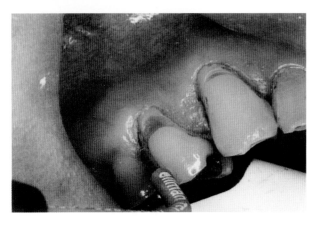

图7.159

继续用Vari-Tip电极做前磨牙的牙龈切除术。完全整流波形减少出血，从而提高医生可见度。

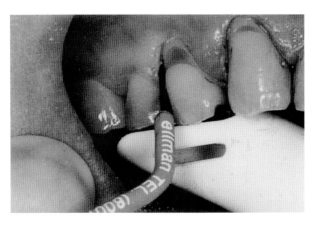

图7.160

用笔尖状电极（113F）和部分整流波形来确保彻底止血，允许做一个更持久美观的充填修复。

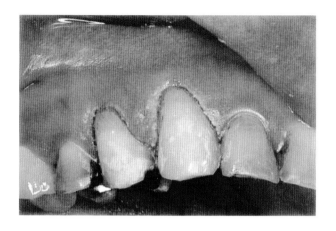

图7.161

已行粘接充填修复的术后照片。

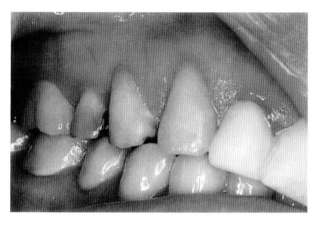

图7.162

术后4周口内照显示愈合情况。

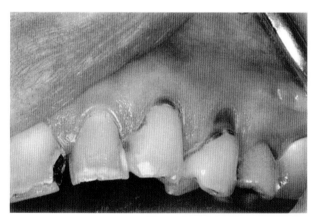

图7.163

患者左上1/4区的术前口内照。

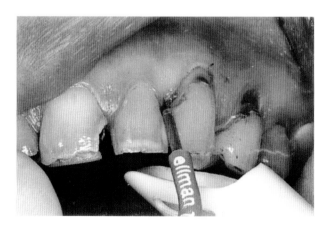

图7.164

用Vari-Tip电极和完全整流波形行牙龈切除术，暴露龈下龋坏。

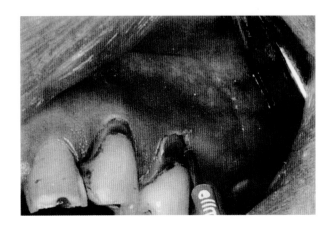

图7.165

尖牙的龋坏暴露后继续第一前磨牙的牙龈切除术。

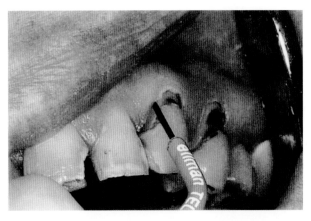

图7.166

笔尖状电极（113F）和部分整流波形结合用于小出血点的止血。

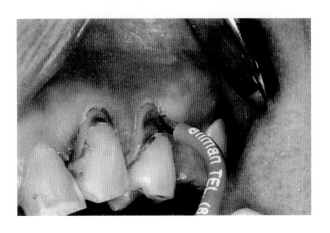

图7.167

笔尖状电极（117）也可用于止血。

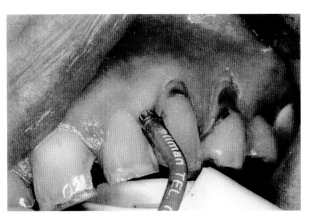

图7.168

球状电极（135）和部分整流波形联合用于邻间隙凝固止血。

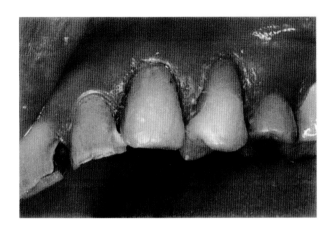

图7.169

已行粘接充填修复的术后照片。

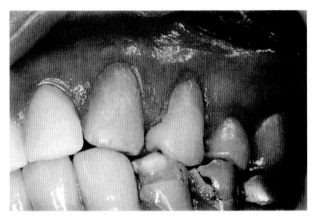

图7.170

术后4周的口内照显示牙龈愈合情况。

病例2（图7.171~图7.174）

一位24岁的男性，来诊所要求常规牙科治疗。左下尖牙和第一前磨牙有龈下继发龋。使用高频电波刀手术暴露龋坏，帮助制作更美观的充填修复。

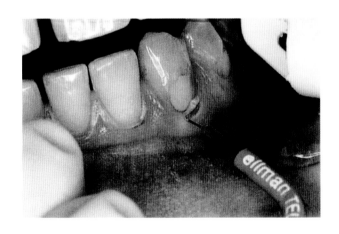

图7.171

Vari-Tip电极（118）和完全整流波形用来做牙龈切除术，暴露龈下龋坏。

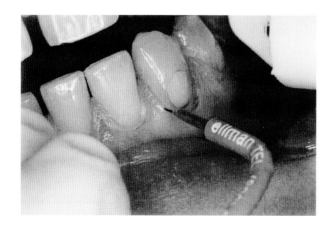

图7.172

切口从牙齿的远中向近中延伸。

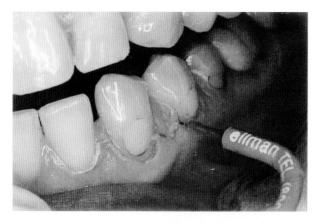

图7.173

在牙齿预备之前，尖牙和第一前磨牙的继发龋被暴露出来。

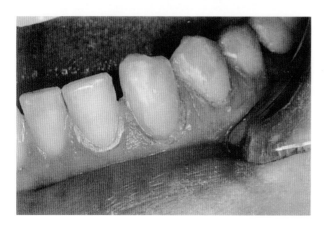

图7.174

尖牙和前磨牙充填完成的术后照。

病例3（图7.175～图7.180）

　　一位19岁的女性，要求对右上侧切牙行美学充填修复。高频电波刀手术用于暴露龈下龋坏，以及重建正常的牙龈形态。

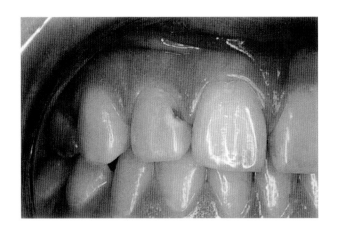

图7.175

术前照显示右上侧切牙的龈下龋坏。近中邻间隙牙龈似有增生。

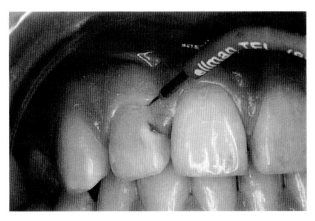

图7.176

Vari-Tip电极（118）和完全整流波形用来做牙龈切除术暴露龈下龋坏。

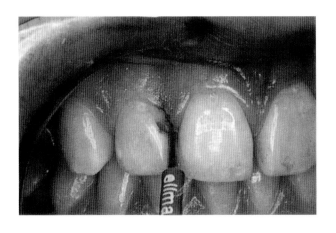

图7.177

用Vari-Tip电极完全切除增生组织。

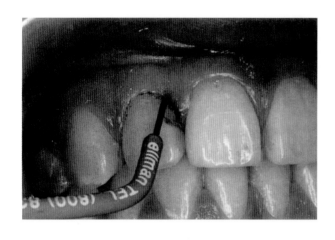

图7.178

笔尖状电极（113F）和部分整流波形用来凝固止血。

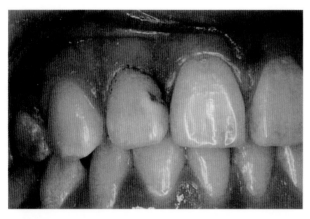

图7.179

术后照显示龋坏完全暴露，给医生一个更好的视野去龋。

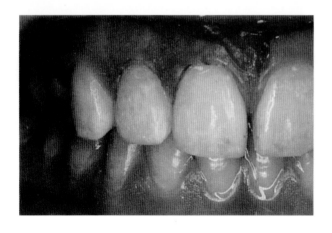

图7.180

术后照显示粘接充填修复已完成。近中邻面软组织得到彻底成形。

病例4（图7.181~图7.183）

一位91岁的男性，有多发性龈下龋坏。高频电波刀手术用来暴露龋坏以方便快速充填。

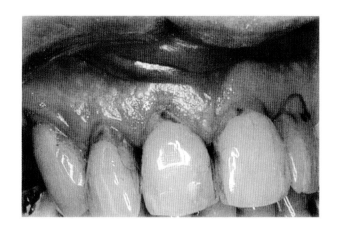

图7.181

术前照显示多牙位龈下龋坏。

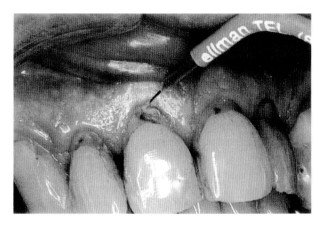

图7.182

Vari-Tip电极（118）和完全整流波形用来暴露龈下龋坏。

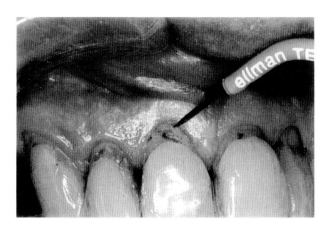

图7.183

笔尖状电极（113F）和部分整流波形结合来凝固止血。

病例5（图7.184～图7.187）

一位20岁的女性，要求修复上颌中切牙。临床检查发现有龈下龋坏。高频电波刀手术用来暴露龋坏并止血，从而可以进行美学充填。

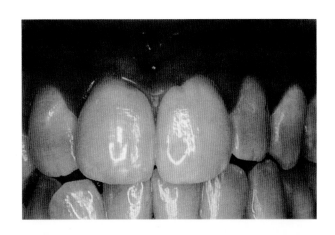

图7.184

术前照显示上颌中切牙有小的龈下龋坏。

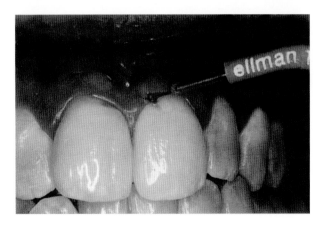

图7.185

使用Vari-Tip电极（118）和完全整流波形精细地切除软组织暴露龋坏。

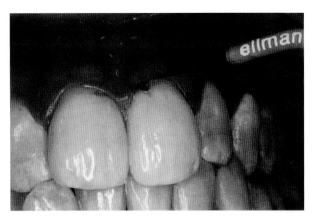

图7.186

使用笔尖状电极（113F）和部分整流波形凝固止血，从而保证最佳的充填体美观。

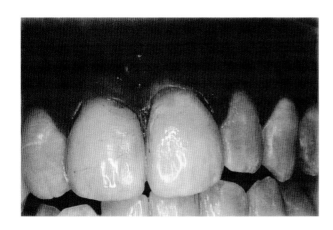

图7.187

术后照显示左上中切牙充填完成。

冠桥周围高频电波刀手术应用

冠和桥的贴面常常会破损或脱落。冠周围的软组织常需要去除，从而方便新贴面在口内制作。高频电波刀手术切除软组织和止血，帮助新贴面制作。

具体技术

- 术区行局部浸润或阻滞麻醉。

- 使用完全整流波形和Vari-Tip工作尖（118）或U形工作尖（108或114）切除软组织，暴露冠或桥的边缘。

- 使用部分整流波形和笔尖状电极（113F或117）或球状电极（135或136）凝固止血。

- 此时行折裂贴面的修复。高频电波刀手术所达到的止血效果允许在无血的情况下修复贴面，达到更好的美观效果。

- 需要的情况下可在术区上没药安息香酊或Iso-Dent。

电极工作尖：	108、114、113F、117、118、135、136
波形：	完全整流波形、部分整流波形
麻醉方式：	局部浸润或阻滞麻醉
注意事项：	尽量避免电极与冠桥的金属接触，防止牙髓损伤
术后敷料：	没药安息香酊、Iso-Dent

病例（图7.188～图7.196）

一位51岁的女性，主诉下颌第二前磨牙贴面折裂，该牙是一个三单位固定桥的基牙。决定不重新制作固定桥，而是口内修复该贴面。高频电波刀手术用来暴露冠边缘和止血。

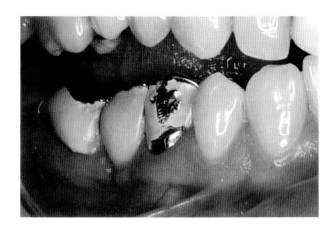

图7.188

术前照显示下颌第二前磨牙贴面折裂。

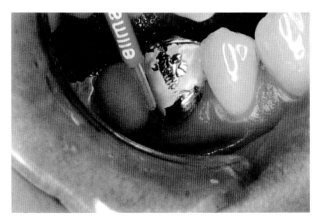

图7.189

完全整流波形和Vari-Tip电极（118）用来暴露冠边缘。

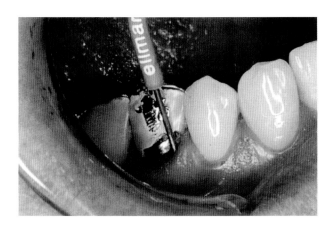

图7.190

部分整流波形和笔尖状电极（113F）用来止血。

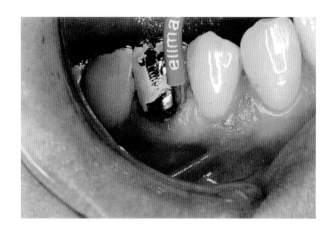

图7.191

笔尖状电极（117）也用于止血。

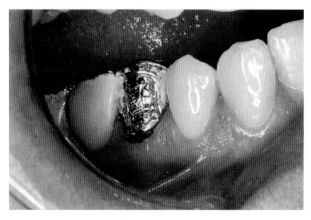

图7.192

用高速手机将金属基底粗化。

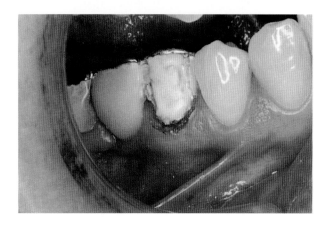

图7.193

现在粗化的金属表面上一层遮色层。

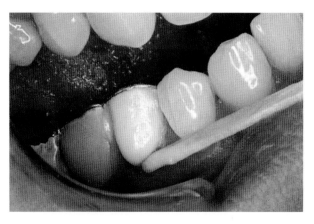

图7.194

主体层用牙签操作。由于高频电波刀手术，没有出血。

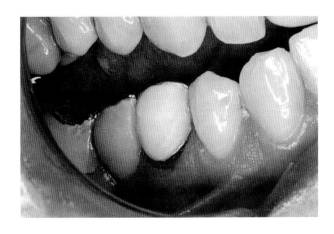

图7.195

术后即刻照显示修复的贴面没有受到血液污染。

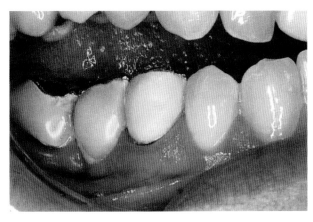

图7.196

软组织愈合1周。

桩核预备

根管治疗后的牙齿在冠修复之前常需要制备桩核。在许多临床情况下，桩核修复前需要切除一些软组织来暴露足够的牙体组织并给医生提供足够的视野。

具体技术（图7.197~图7.199）

- 根据需要术区行局部浸润或阻滞麻醉。
- 使用牙周刻度探针确定上皮结合的位置。

- 使用完全整流波形或完全过滤波形（如果在前牙区）和Vari-Tip工作尖（118）或U形工作尖（108）切除组织形成牙龈凹槽。切除组织后暴露足够的牙体组织。
- 使用部分整流波形和笔尖状电极（113F或117）或球状电极（135或136）凝固止血。
- 此时，已暴露足够的牙体组织，可以进行牙齿的修复。
- 需要的情况下，可在术区上没药安息香酊或Iso-Dent。

电极工作尖：	108、113F、117、118、135、136
波形：	完全过滤波形、完全整流波形、部分整流波形
麻醉方式：	局部浸润或阻滞麻醉
注意事项：	小心避免切割到上皮结合
术后敷料：	没药安息香酊、Iso-Dent

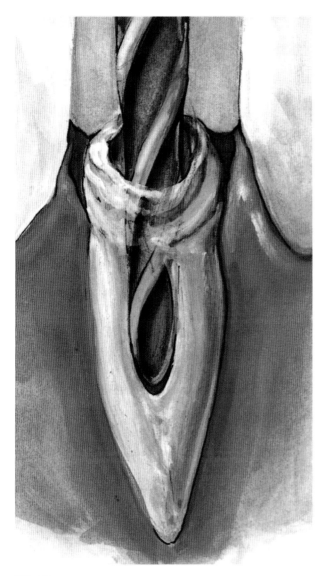

图7.197

用扩孔钻去除牙胶尖，扩大根管。

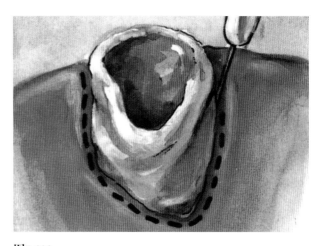

图7.198

Vari-Tip电极用来形成牙龈凹槽。

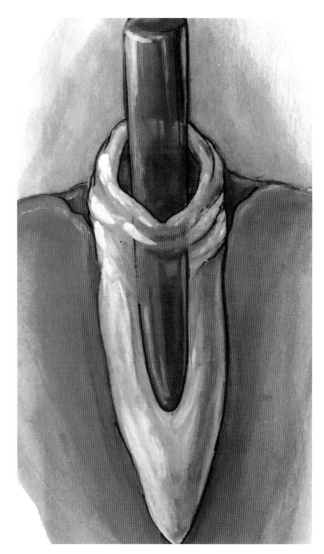

图7.199

桩和根管的形态适合。

病例（图7.200～图7.206）

一位47岁的女性，主诉左下侧切牙牙冠内继发龋。对该牙行根管治疗后，制备桩核，金烤瓷冠修复。高频电波刀手术用于制备牙龈凹槽，暴露牙齿边缘。

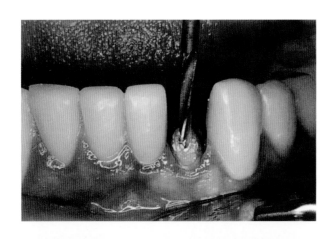

图7.200
机扩用来去除牙胶尖。

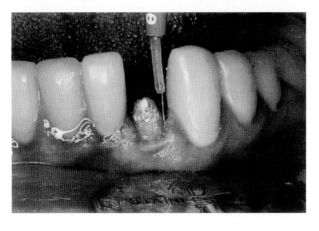

图7.201
Vari-Tip电极（118）和完全过滤波形用来制备牙龈凹槽。

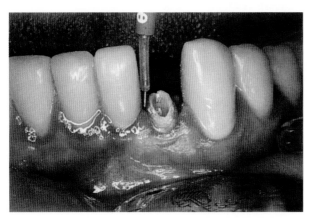

图7.202
Vari-Tip电极用来切除牙龈，暴露预备边缘。

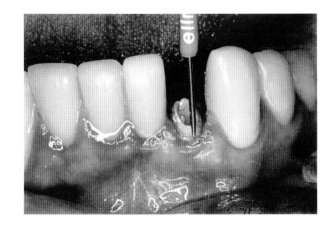

图7.203

笔尖状电极（113F）和部分整流波形用来止血。

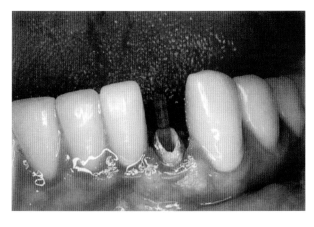

图7.204

烫断桩来调整长度以适合根管长度。

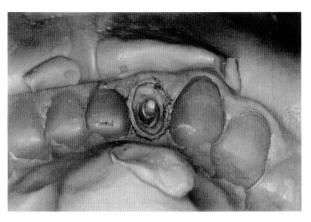

图7.205

高频电波刀手术有利于印模制取，由于没有出血干扰，印模的边缘更加准确清晰。

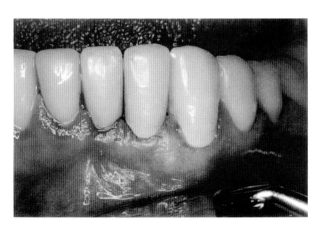

图7.206

术后2周。在最终冠粘接之前行高频电波刀手术暴露边缘，去除再次生长的妨碍冠就位的软组织。

缝龈瘤切除术

缝龈瘤是由于长期戴用不良活动义齿导致义齿下方的黏膜肥大。肥大的组织表现为牙龈、前庭沟或颊部的皱褶或赘生物。高频电波刀手术在切除这些赘生物方面很有用。

具体技术

- 术区行局部浸润或阻滞麻醉。
- 用完全整流波形和环状电极工作尖（127或128）根据计划切除龈瘤。用电极在术区来回几

次直至龈瘤完全切除。如果切下来的组织要送活检，用完全过滤波形切除组织。一旦要活检的组织已切除，医生可以继续使用完全整流波形。

- 使用部分整流波形和球状电极（135或136）去做凝固止血处理。冲洗吹干术区，再用球状电极短暂接触组织实现凝固。
- 活动义齿上对应术区的位置调改缓冲。使用软衬材料降低义齿对术区的压力，并帮助义齿固位。
- 在术区上没药安息香酊，每层吹干。给患者开具Peridex漱口水。

电极工作尖：	127、128、135、136
波形：	完全过滤波形、完全整流波形、部分整流波形
麻醉方式：	局部浸润或阻滞麻醉
注意事项：	注意不要将骨组织暴露。用环状电极时，应该只用电极下缘穿入软组织
术后敷料：	没药安息香酊、活动义齿组织面行软衬、Peridex漱口水

病例1（图7.207~图7.212）

　　一位77岁的男性，主诉上颌全口义齿下方疼痛。临床检查显示颊侧前庭沟反折处有缝龈瘤。患者自述全口义齿已使用20多年，从未内衬或调整过。决定切除龈瘤，当伤口愈合后制作新的上颌全口义齿。

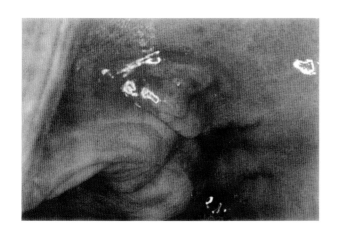

图7.207

术前照显示颊侧前庭沟区大面积的多余软组织。

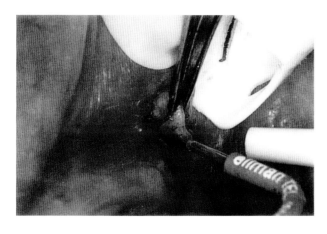

图7.208

缝龈瘤用Vari-Tip电极和完全过滤波形切除。之所以用完全过滤波形是因为已决定切下来的组织要活检。需要一个极光滑的没有凝固的切口，方便病理医生读片。

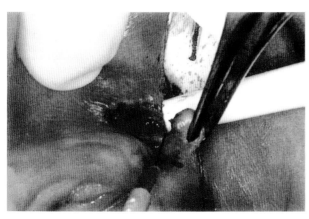

图7.209

Vari-Tip电极（118）用来做宽而深的切口。

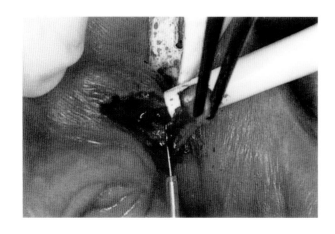

图7.210

做水平切口完全切下组织。

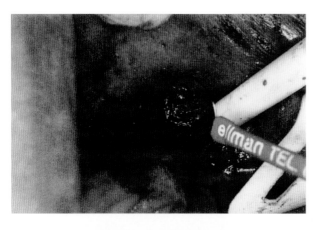

图7.211

环状电极（128）配合完全整流波形平整术区，形成一个光滑的外形。一旦样本已被切下，就可以使用完全整流波形，来确保术中良好的止血。

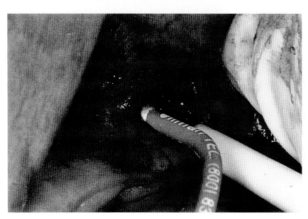

图7.212

使用球状电极（135）和部分整流波形来彻底凝固止血。

病例2（图7.213~图7.216）

　　一位68岁的女性，主诉缝龈瘤和义齿易松动不合适。决定用高频电波刀手术切除龈瘤。伤口愈合期间义齿调整缓冲。术后4周义齿重衬。

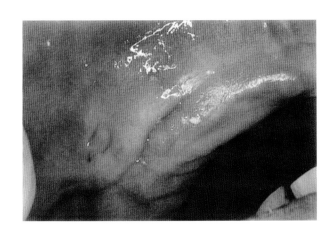

图7.213

术前照显示右上后牙区有缝龈瘤。

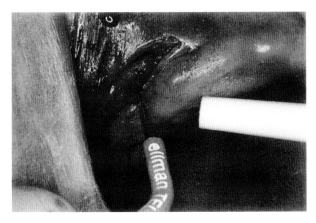

图7.214

用Vari-Tip电极（118）和完全过滤波形做切口切除缝龈瘤。

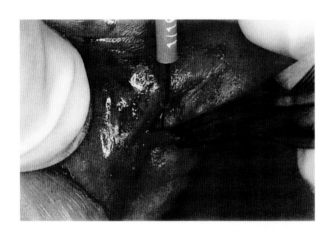

图7.215

用Vari-Tip电极完全切除多余软组织。

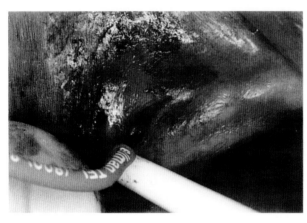

图7.216

U形电极（108）和完全过滤波形平整和成形术区。本病例中之所以用完全过滤波形是因为与下方骨组织很近。

上腭乳头状增生物切除术

上腭乳头状软组织增生常常是佩戴不合适的活动义齿造成的结果。在上腭具有明显的"缓冲区"或者极其松动的活动义齿会刺激上腭软组织。这类病变角化不良的发生率很高，强烈建议活检。

具体技术

- 术区行局部浸润或阻滞麻醉。
- 用完全过滤波形和可弯折环状电极（126、127或128）去除增生软组织。使用完全过滤波形有两个原因：首先，因为乳头状增生物应当做活检；其次，由于上腭黏膜薄，电极工作时与下方骨组织较近。用非常浅的切割对软组织表面进行平整以防暴露骨组织。
- 当需要时，使用部分整流波形和球状电极（135或136）凝固止血。
- 在上腭上几层没药安息香酊。在伤口愈合过程中对义齿进行软衬以保护上腭组织。
- 3周后，当伤口已愈合，取模制作新的义齿或对已有的义齿重衬。

电极工作尖：	126、127、128、135、136
波形：	完全过滤波形、部分整流波形
麻醉方式：	局部浸润或阻滞麻醉
注意事项：	切除最少量的组织，尽量保持远离下方骨组织
术后敷料：	没药安息香酊、软衬材料、Peridex漱口水

病例（图7.217～图7.221）

　　一位47岁的男性，建筑工人，主诉上腭发炎。摘掉上颌活动义齿后临床检查，注意到上腭组织发炎肥大。决定用高频电波刀手术切除乳头状增生组织并活检。

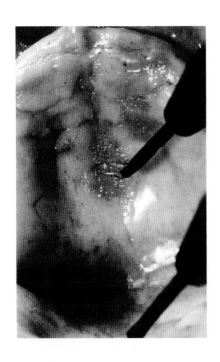

图7.217

用完全过滤波形和环状电极（128）切除乳头状增生。

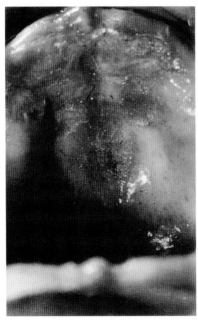

图7.218

由于用了高频电波刀手术，术后腭侧伤口没有出血。

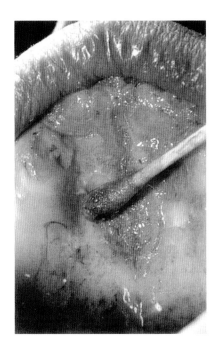

图7.219

上几层没药安息香酊，每层吹干。

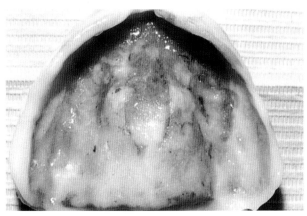

图7.220

在上颌全口义齿组织面放置软衬材料。

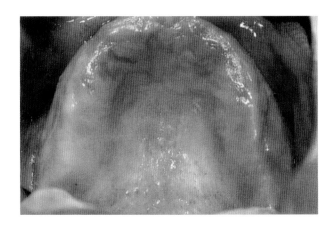

图7.221

术后3周，伤口愈合良好。

活检手术

当口内有病变时会做活检，小的病变行切除活检而大的病变行切取活检。对广泛而浅的病变适合窄而深的切取活检，因为表浅组织的改变可能和深一点组织的改变不同。活检样本只能用完全过滤波形切取，因为该波形不会形成凝固从而可提供给病理医生一个干净的样本。

具体技术（图7.222和图7.223）

术式1

- 术区行局部浸润或阻滞麻醉。
- 用完全过滤波形和Vari-Tip电极（118）。用一个相对较宽的环形切口切除病变。
- 病变切下来后，放置于10%福尔马林溶液中，送病检。
- 使用环状电极（108）和完全整流波形或完全过滤波形（如果距离骨非常近）切除松散的软组织残留或组织片。
- 使用电灼波形，将笔尖状电极（113F或116）放置在距组织表面0.5mm处。按下电源后电火花从电极跳跃至组织，针对残留病变形成比较表浅的破坏同时达到止血目的。
- 如果存在广泛出血，用部分整流波形和球状电极（135或136）电灼处理相应的区域。

- 必要时缝合术区。
- 术区上几层没药安息香酊，每层吹干。Iso-Dent也可用于术区。给患者开具Peridex漱口水。

术式2

- 术区行局部浸润或阻滞麻醉。
- 使用完全过滤波形和环状电极工作尖（128或129）。在按下电源开关前，将环状电极放在病变上。使用组织镊夹起病变。按下电源开关，用一个向下的轻轻扫掠的方式切除病变组织以及周围的一点正常组织。
- 病变组织切下来后，放在10%福尔马林溶液里送病检。
- 使用环状电极（108）和完全整流波形或完全过滤波形（如果距离骨非常近）切除松散的软组织残留或组织片。
- 使用电灼波形，将笔尖状电极（113F或116）放置在距组织表面0.5mm处。按下电源后电火花从电极跳跃至组织，针对残留病变形成比较表浅的破坏，同时达到止血目的。
- 如果存在广泛出血，用部分整流波形和球状电极（135或136）电灼处理相应的区域。
- 必要时缝合术区。
- 术区上几层没药安息香酊，每层吹干。Iso-Dent也可用于术区。给患者开具Peridex漱口水。

电极工作尖：	108、113F、116、118、128、129、135、136
波形：	完全过滤波形、完全整流波形、部分整流波形、电灼波形
麻醉方式：	局部浸润或阻滞麻醉
注意事项：	用完全过滤波形切除活检样本
术后敷料：	没药安息香酊、Iso-Dent、Peridex漱口水

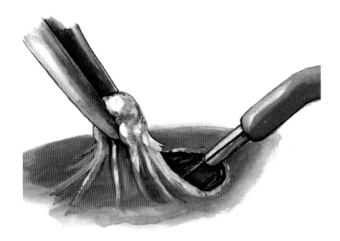

图7.222

肿物可以用Vari-Tip电极切除。

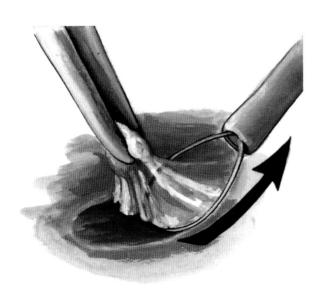

图7.223

大的环状电极可做一个宽而深的切口来切除肿物。

病例1（图7.224~图7.227）

　　一位52岁的女性，主诉舌侧缘一个坚硬突起的增生物。病变无自觉症状。决定切除活检。

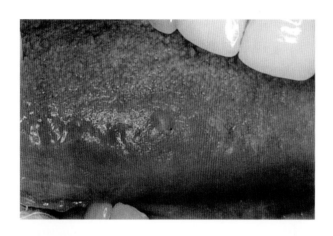

图7.224

术前照显示舌侧缘有一个质韧突起的肿物。

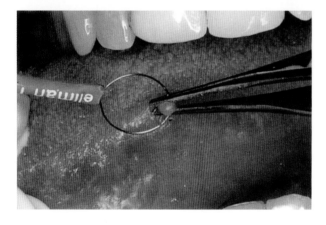

图7.225

环状电极（129）和完全过滤波形结合使用切除肿物。使用完全过滤波形是为了样本的边缘没有凝固。

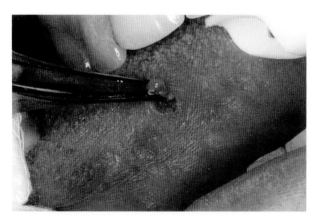

图7.226

肿物被切除下来送病检。

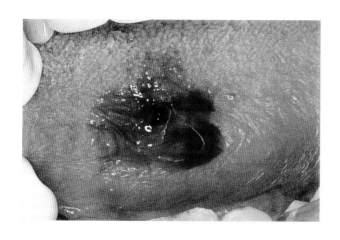

图7.227

用5-0丝线缝合，上没药安息香酊。

病例2（图7.228～图7.232）

一位43岁的男性，要求常规牙科检查。检查时在颊黏膜发现一个质硬突起的增生物。患者自述当压力较大时经常咬颊。决定切除病损送活检。

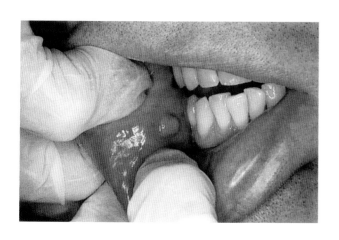

图7.228

术前照显示质韧突起的肿物。

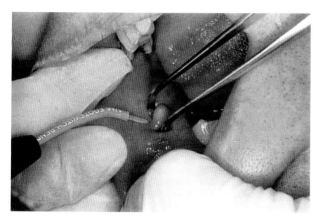

图7.229

肿物用Vari-Tip电极和完全过滤波形切除。需要用完全过滤波形是为了保证样本边缘光滑并且没有凝固。这有利于病理检查。

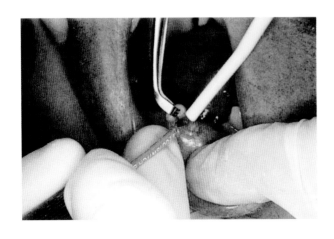

图7.230

用Vari-Tip电极做宽而深的切口。

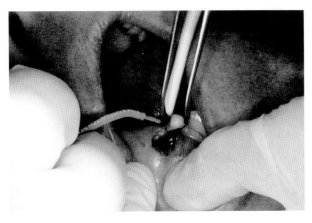

图7.231

用组织镊夹住肿物，将其完全切除。

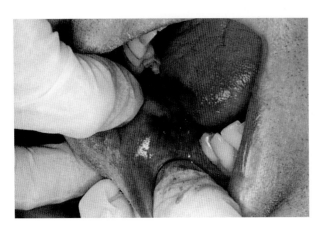

图7.232

缝合，上没药安息香酊作为伤口敷料。

病例3（图7.233~图7.240）

一位59岁的女性，来诊所咨询她的咬唇习惯。临床检查显示在下唇舌侧面有一个质硬凸起的病损。决定切除活检。

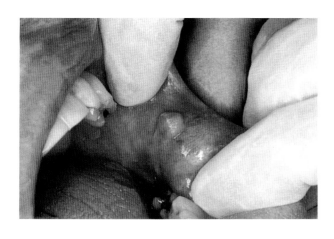

图7.233

术前照显示下唇舌侧面有一个质硬凸起的肿物。

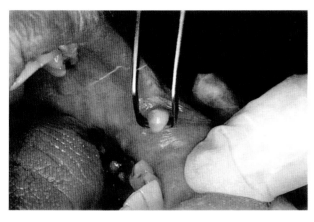

图7.234

肿物完全用组织镊夹住。

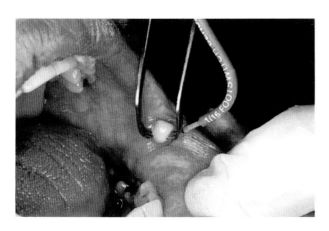

图7.235

Vari-Tip电极（118）和完全过滤波形用来切除肿物。

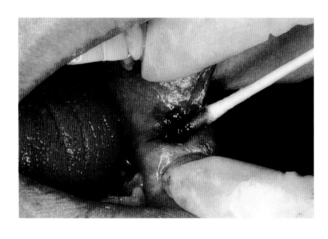

图7.236

术区上几层没药安息香酊作为术后敷料。

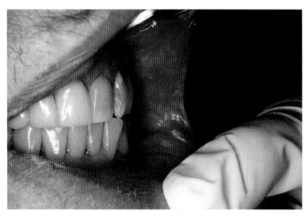

图7.237

术后8周临床照显示没有刺激性纤维瘤发生，也没有瘢痕。

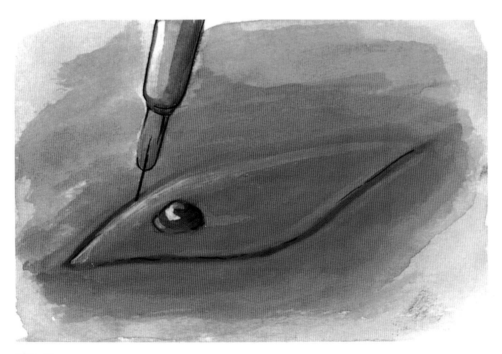

图7.238

Vari-Tip电极和完全过滤波形配合，做一个宽一点的切口切除活检。

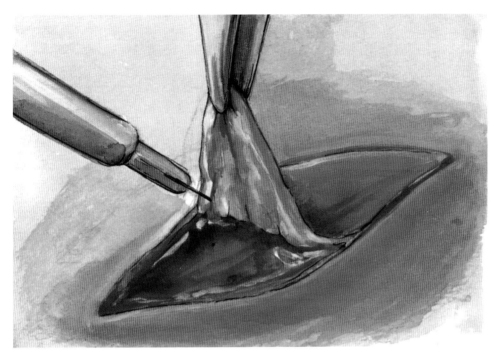

图7.239

样本用深一点的切口切下来。

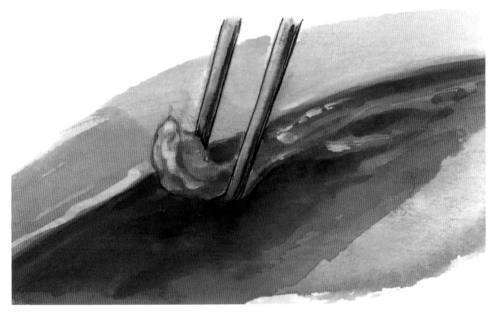

图7.240

U形电极对伤口进行修整。

病例4（图7.241～图7.244）

　　一位62岁的男性，要求常规牙科检查。临床检查显示下唇唇角内侧有多处凸起的纤维性组织。患者自述由于后牙缺失咀嚼时常咬到嘴唇。决定将这些纤维组织区域切除活检。

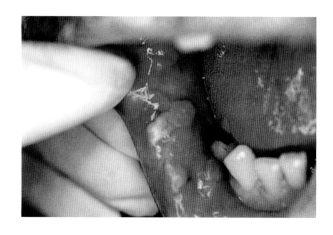

图7.241

术前照显示下唇唇角内侧有多处质韧凸起的纤维性组织。

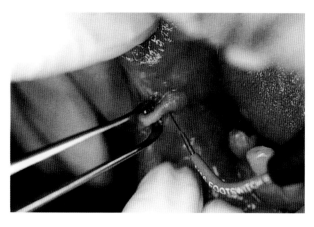

图7.242

用组织镊夹起病变组织。用Vari-Tip电极（118）和完全过滤波形切除该组织。

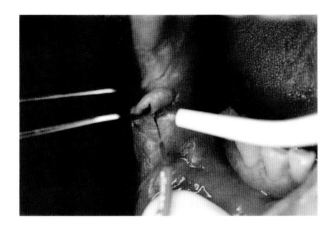

图7.243

用Vari-Tip电极做宽而深的切口。出血很少有利于病变切除。

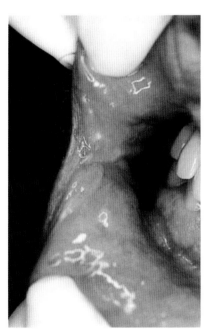

图7.244

3周后愈合情况。

阻生牙拔除术

阻生牙拔除术可因为高频电波刀手术的使用而变得容易。覆盖牙齿的软组织可被切除，从而给医生一个更好的视野。

具体技术

- 术区行局部浸润或阻滞麻醉。

- 使用完全整流波形和Vari-Tip工作尖（118）或U形工作尖（108或114）。
- 切除软组织完全暴露牙齿结构。
- 使用部分整流波形和笔尖状电极（117）或球状电极（135或136）。这会形成一定程度的凝固止血，为牙齿拔除形成好的视野和入路。

电极工作尖：	108、114、117、118、135、136
波形：	完全整流波形、部分整流波形
麻醉方式：	局部浸润或阻滞麻醉
注意事项：	无
术后敷料：	常规术后遗嘱

病例（图7.245～图7.248）

一位31岁的女性，因下颌阻生第三磨牙感觉不适前来就诊。临床和X线片检查示有一垂直阻生牙需要拔除。

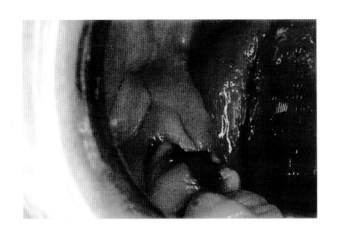

图7.245

术前照显示下颌第三磨牙阻生。

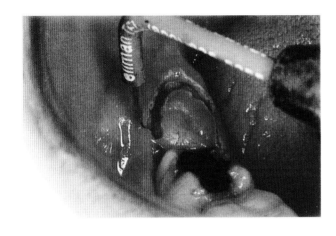

图7.246

Vari-Tip电极和完全整流波形用来做切口暴露牙齿。

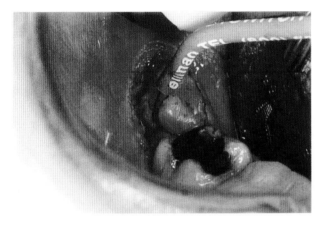

图7.247

U形电极（114）用来将覆盖牙齿的大片组织解剖出来。

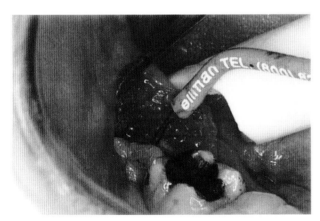

图7.248

牙齿被完全暴露出来，仅有少量出血，利于接下来牙齿拔除。

切开引流

　　脓肿是范围局限的急性或慢性炎症，其特点是脓液在局部积聚。高频电波刀手术可用于无压力切割和建立引流通道。

具体技术

- 术区行表面麻醉、局部浸润或阻滞麻醉。

- 使用完全过滤波形和Vari-Tip工作尖（118）完全穿透脓肿，建议引流（图7.249）。使用完全过滤波形是因为不需要凝固，可以很好地引流。

- 轻轻挤压术区让脓液完全流出。

电极工作尖：	109、110、118
波形：	完全过滤波形
麻醉方式：	表面麻醉、局部浸润或阻滞麻醉
注意事项：	无
术后敷料：	温生理盐水冲洗，必要时给予抗生素治疗

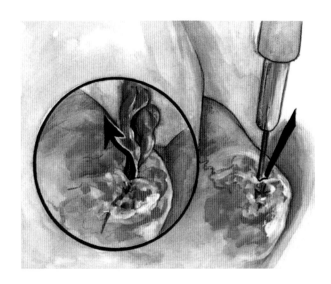

图7.249

Vari-Tip电极和完全过滤波形用来切开脓肿引流。

病例（图7.250～图7.252）

　　一位37岁的女性，因右上第一磨牙根分叉病变导致的颊侧牙周脓肿前来就诊。使用高频电波刀手术进行切开引流。

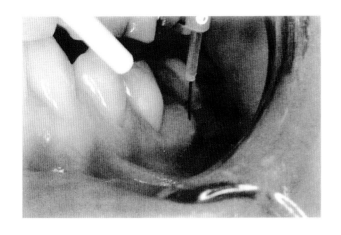

图7.250

Vari-Tip电极（118）和完全过滤波形用来切开。

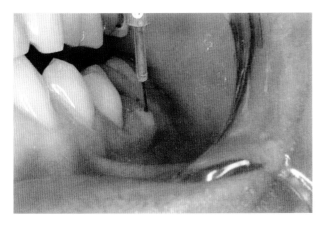

图7.251

用完全过滤波形做切口是为了建立引流而不产生凝血效应。

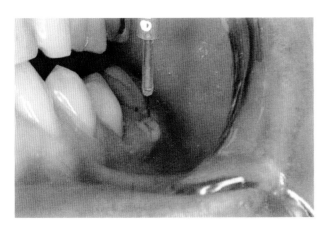

图7.252

高频电波刀手术使用后可看到脓液溢出。

牙本质脱敏

当牙颈部牙釉质酸蚀缺损向下发展到釉牙骨质界时，会因为牙髓神经纤维的暴露而敏感。这些神经纤维通过牙本质小管终止于釉牙骨质界。脱敏可以通过使用10%福尔马林溶液来实现，福尔马林可以用勺状电极均匀加热。该溶液将固定凝固神经末端。

具体技术

- 术区行局部浸润或阻滞麻醉。

- 放置橡皮障或局部用凝胶保护软组织。
- 使用10%福尔马林溶液湿润釉牙骨质界或根面酸蚀缺损区。
- 将电极放置在该区域表面，踩下脚踏1秒。然后松开脚踏5秒防止福尔马林和牙齿过热。重复该程序5~8次。这样的操作可以使10%福尔马林的吸收更快，帮助封闭牙本质小管。
- 将4%氟化亚锡凝胶涂抹在该区域。氰基丙烯酸酯也可被放置在酸蚀缺损区域帮助封闭牙本质小管。给患者开舒适达牙膏。

电极工作尖：	135、136、137、138
波形：	部分整流波形
麻醉方式：	局部浸润或阻滞麻醉
注意事项：	放置橡皮障或应用局部凝胶，因为10%福尔马林溶液对软组织有腐蚀性
术后敷料：	氰基丙烯酸酯（Cyano-Dent Fast、Ellman国际公司）直接用到治疗区域表面，4%氟化亚锡凝胶涂抹到牙齿表面。建议舒适达牙膏

病例（图7.253~图7.255）

　　一位62岁的男性，主诉下颌切牙根面敏感。敏感的原因是颈部酸蚀病变。使用10%福尔马林溶液，在高频电波刀手术的帮助下实现脱敏效果。

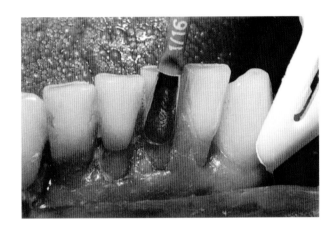

图7.253

部分整流波形和勺状电极（137）用来加热10%福尔马林溶液。

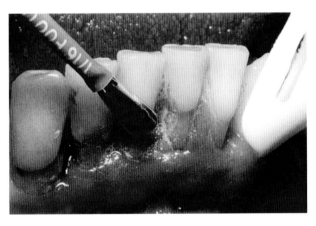

图7.254

10%福尔马林溶液可以用Squeez-ett滴到牙齿上。勺状电极（137或138）用来加热福尔马林溶液。让患者用舒适达牙膏进一步加固脱敏效果。

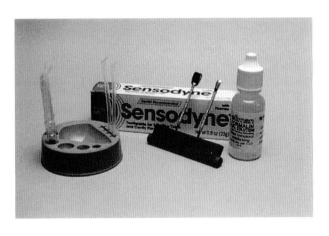

图7.255

10%福尔马林溶液、勺状电极（137和138）、Squeez-ett和舒适达牙膏是脱敏所需要的物品。

出于正畸目的暴露未萌或阻生牙

　　阻生或未萌处的牙可手术暴露以便牙齿后续自动萌出，或方便正畸附件的粘接，通过正畸治疗将牙齿排入牙列正确位置。

具体技术

- 术区行局部浸润或阻滞麻醉。

- 使用完全过滤波形（当在骨附近手术时用完全过滤波形）和Vari-Tip工作尖（118）或U形工作尖（108）来暴露阻生牙。
- 使用部分整流波形和笔尖状工作尖（117）或球状工作尖（135或136）进行凝固止血。凝固止血帮助正畸附件的就位粘接。
- 术区上几层没药安息香酊，每层吹干。需要时可以用Coe-Pak。给患者开具Peridex漱口水。

电极工作尖：	108、117、118、135、136
波形：	完全过滤波形、部分整流波形
麻醉方式：	局部浸润或阻滞麻醉
注意事项：	用自张开颊拉或棉条将正畸弓丝与周围组织隔离开，防止意外烧伤颊部
术后敷料：	没药安息香酊、需要时可用Coe-Pak、Zone、Peridex漱口水

病例（图7.256～图7.262）

　　一个11岁的男孩，被他的正畸医生转诊过来要求暴露阻生的左上尖牙（感谢得克萨斯州的Larry Dunn医生提供病例）。

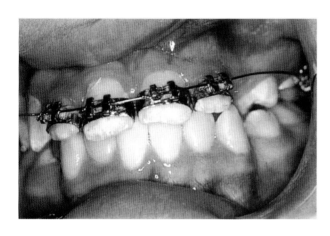

图7.256

尖牙位于左上侧切牙的上面，表现为一块凸起的区域。

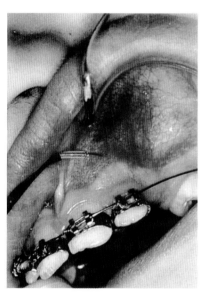

图7.257

用完全过滤波形和Vari-Tip电极（118）做切口。

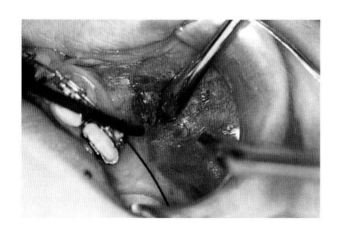

图7.258

用骨膜剥离器分离组织。

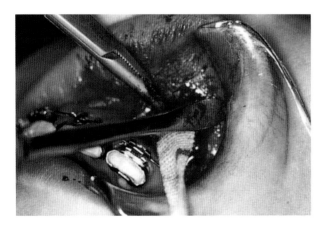

图7.259

术区没有出血。

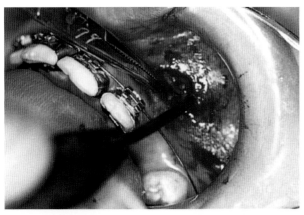

图7.260

用完全过滤波形和Vari-Tip电极（118）切除多余组织。

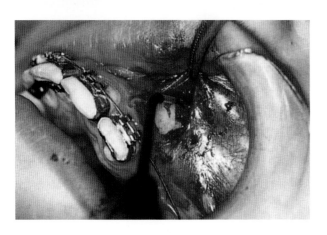

图7.261

尖牙几乎完全暴露。

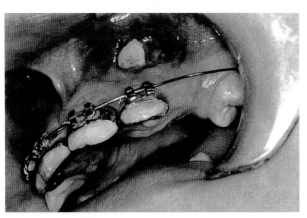

图7.262

术后，尖牙可以看到，此时粘接正畸托槽。

漂白技术

因为外伤或四环素染色而变色的牙可以通过高频电波刀手术与家庭漂白系统联合进行漂白。Superoxal（30%过氧化氢）溶液或Quik Start Bleaching Gel（加利福尼亚州圣玛丽亚Den-Mat公司）——35%过氧化氨基甲酸，用勺状电极加热。这样氧会从Superoxal或Quik Start Bleaching Gel更快速地释放，从而形成更有效的漂白。然后，让患者每天用家庭漂白托盘和10%过氧化氨基甲酸溶液来促进漂白过程。

具体技术

- 当要漂白根管治疗后的牙齿或活髓牙，先用浮石溶液去除牙面的色素、菌斑或树脂补料。
- 放置橡皮障，或用局部凝胶或Paint-on Dental Dam（加利福尼亚州圣玛丽亚Den-Mat公司）保护牙龈软组织。
- 用成分为40%磷酸的Microetch（Ellman国际公司）溶液酸蚀牙齿的所有面。酸蚀时间1分钟。
- 然后充分冲洗牙齿。用棉球将Superoxal（30%过氧化氢溶液）或Quik Start Bleaching Gel涂抹至牙面。
- 使用部分整流波形和勺状电极（137或138）（图7.263）。将电极放置在该区域表面，踩下脚踏1秒。然后松开脚踏5秒防止Superoxal或Quik Start Gel和牙齿过热。重复该程序5～8次。加热加速漂白作用和过氧化氨基甲酸或过氧化氢的吸收。

- 冲洗牙齿，重新涂抹Superoxal或Quik Start Gel。每颗牙重复这样的流程6～8次。在1～2次这样的漂白处理后通常会有明显的变化。
- 漂白后，用温水冲洗牙齿，用抛光膏抛光。通常情况下安排患者每隔1～2天后再做漂白处理。
- 给患者压膜成形或真空成形的托盘，让患者在家里配合Rembrandt Lighten Bleaching Gel（加利福尼亚州圣玛丽亚Den-Mat公司）（10%～16%过氧化氨基甲酸溶液）使用。压膜托盘是在患者牙齿的藻酸盐印模研究模上制作的。告知患者在10天内每天戴几个小时，让牙齿持续暴露在过氧化物溶液的作用下。
- 高频电波刀手术治疗可以是3～5次。患者必须有意愿进行良好的家庭护理，控制菌斑和避免进食易染色的食物如咖啡和茶。
- 治疗后通常会发现深黄色和褐色染色明显变淡。牙齿可能不会转变成完全自然的颜色，但是原来的深染色明显减轻。
- 治疗效果能维持的时间很难确定。后续可能需要的就是偶尔的处理，这可以用压膜托盘和10%～16%的过氧化氨基甲酸溶液在家里完成。然而，有时也可能需要再次复诊使用高频电波刀手术联合Superoxal或Quik Start Gel。

电极工作尖：	135、136、137、138
波形：	部分整流波形
麻醉方式：	局部麻醉或不需要麻醉
注意事项：	放置橡皮障或应用局部凝胶，因为30%过氧化氢或35%过氧化氨基甲酸对软组织有腐蚀性
术后敷料：	10%～16%过氧化氨基甲酸

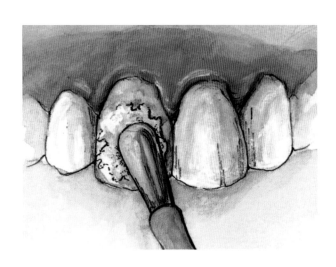

图7.263

勺状电极用来轻轻加热漂白液。

病例（图7.264～图7.268）

　　一位49岁的男性，要求牙齿美学漂白。临床检查确定漂白是绝对对症的并且可能会满足患者的要求。诊所处理联合家庭漂白系统可能加速实现患者想要的结果。

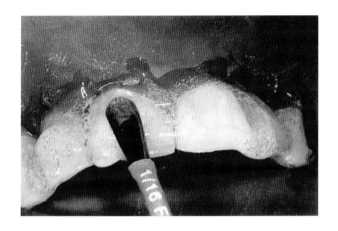

图7.264

在牙齿清洁后，将35%的过氧化氨基甲酸Quik Start Bleaching Gel（加利福尼亚州圣玛丽亚Den-Mat公司）加到牙齿表面。上橡皮障保护软组织。勺状电极（137）和部分整流波形用来轻轻加热过氧化氨基甲酸溶液。

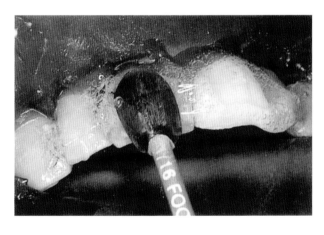

图7.265

大的勺状电极（138）和部分整流波形也可用来轻轻加热过氧化氨基甲酸溶液。

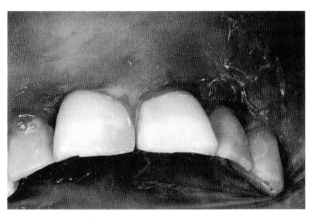

图7.266

去除漂白凝胶，清理牙面。

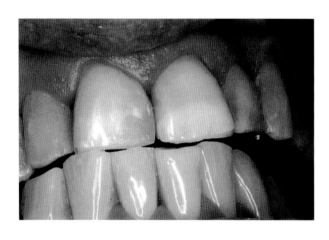

图7.267

仅一次漂白处理后的即刻照片。

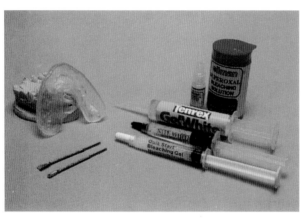

图7.268

牙齿漂白处理中用到的不同的漂白凝胶、Superoxal漂白溶液、勺状电极和压膜托盘。

根管内消毒

　　根管溢脓常常是因为根尖脓肿的存在。局限性的渗血可以用高频电波刀手术的止血效果来消除。高频电波刀手术还可用于残留牙髓组织的切除或破坏。

具体技术

- 术区局部浸润或阻滞麻醉。

- 常规备牙和拔髓。

- 在根管内放置一个扩孔钻、锉或牙髓针，距离根尖0.5mm。

- 使用部分整流波形和球状电极（136）、棒状电极（134）或笔尖状电极（117）来灼烧或消毒根管。按下电源1秒然后松开电源5秒，重复这样的操作直至出血停止或不再渗脓。

- 这样处理后，如果需要的话根管暂封，后续常规根管处理。

电极工作尖：	113F、117、134、135、136
波形：	部分整流波形
麻醉方式：	局部浸润或阻滞麻醉
注意事项：	保持扩孔钻或锉距离牙根尖0.5mm。不要超出根尖
术后敷料：	氢氧化钙或Root Cal、甲醛甲酚或镇痛暂封剂

病例（图7.269和图7.270）

　　一位49岁的女性，因左上尖牙根尖周脓肿就诊。临床和X线片检查后，决定对该牙行根管治疗后金烤瓷冠和铸造桩修复。拔除牙髓组织后发现有轻度溢脓。用高频电波刀手术进行根管消毒。

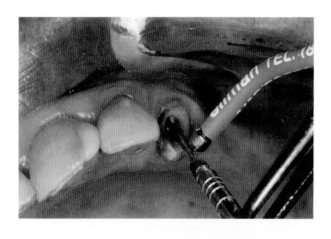

图7.269

将一个扩孔钻放在溢脓的根管内，距离根尖0.5mm。部分整流波形和球状电极（135）作用1秒。

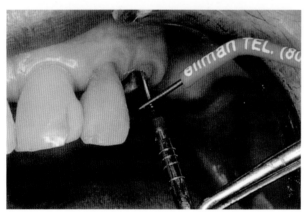

图 7.270

部分整流波形和棒状电极（134）联合使用来行根管消毒。

8

实验室练习
LABORATORY EXERCISE

一系列实验室练习操作被开发出来，帮助医生熟悉掌握高频电波刀手术设备的使用。该实验室练习被分为5个部分，使未来高频电波刀手术设备的使用变得容易。

触觉感知培养

与用刀片做切口相比，用高频电波刀手术做切口需要很小的压力。为帮助建立合适的压力和速度，一种油画笔练习被开发出来。用一张干净的纸、一把骆驼毛油画笔和一瓶墨水，做如下练习：

1. 用油画笔和墨水，画50mm长、间隔15mm的平行线。画线时，笔的毛垂直于纸面，不能弯折。该操作让医生熟悉做高频电波刀手术操作所需的压力大小。
2. 用油画笔画圈，同样试着不让笔毛弯曲。该圈应由4个切口组成，模拟的是牙齿周围的牙龈凹槽制备。先做远中舌侧切口，然后是近中舌侧，然后是远中颊侧，最后是近中颊侧。
3. 在纸上放置一个Bingo游戏圆形卡片（模拟牙齿），在卡片周围画圈而不碰到它。所画的圈由4个分开的部分组成来模拟软组织凹槽制备操作（图8.1）。

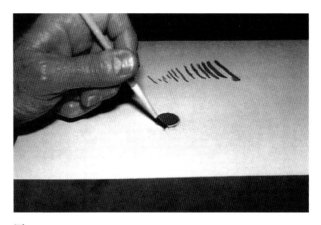

图8.1

油画笔用来在Bingo游戏圆形卡片周围模拟进行软组织凹槽形成术。非常重要的是不要弯曲油画笔的毛，这样才能建立高频电波刀手术操作所需要的正确压力。

为了让医生进一步熟悉高频电波刀手术的使用，用一块牛排和高频电波刀手术设备开发了一系列实验室练习。练习的时候最好戴手套避免碰到肉和防止意外灼伤。由于肉的体积较小，电磁波信号可能会传递到医生手上造成轻度灼伤。

高频电波刀手术设备安装

1. 将黑色手柄的连接线插到设备上标记为"激活的"或"手柄"的接口。

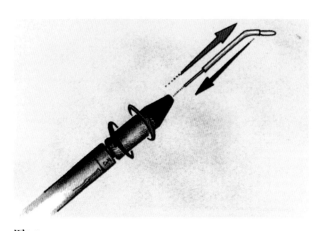

图8.2

图示将电极安装到手柄上的正确方式。

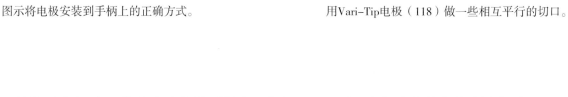

图8.3

用Vari-Tip电极（118）做一些相互平行的切口。

2. 将被动电极或天线的连接线插到设备上标记为"天线"或"被动电极"的接口。在实验室练习中，将天线板用塑料袋包住保持干净，将125mm×125mm的一片牛排放在接地天线板上。

3. 将电源拨到"打开"的位置。

4. 将一个Vari-Tip电极（118）或直丝状电极（110）安装进手柄。逆时针旋转手柄的夹头部分，将电极完全插入手柄，确保手柄和电极之间没有金属暴露，然后再顺时针拧紧夹头（图8.2）。

5. 将波形选择旋钮拧到过滤或切割模式。如果设备没有完全过滤波形，那就从完全整流波形开始。

功率调节

1. 将功率设置在"8"挡或一个大功率位置，踩下脚踏，在牛排上做一系列平行的切口，按照之前油画笔练习的感觉进行（图8.3）。需要很小很小的压力来做切口。当在大功率设置下切割时，电极尖端的火花应该能看见，这提示功率太大了。

2. 将功率设置到"1"或者功率旋钮上的小功率。软组织应当会粘到电极上变白。此时做切口会有"拖拽"感造成切割困难。这提示所使用的功率不够大。

3. 现在，精细调节设备的功率设置，到一个既没有火花又没有拖拽或组织粘连的位置。这个位置就是电磁波的最佳能量大小位置，此时可以实现最佳的切割和最小的组织创伤。注意：将功率设置得略高一些比略低一些要好，因为拖拽会产生热量和组织破坏。

不同波形的应用

完全过滤波形

使用可调节工作尖Vari-Tip（118）或直丝状工作尖（110），做深0.5mm、1mm、2mm和3mm，长50mm的切口。这一个纯切割波形，不到1%的凝固。

用一个刀片从切口处切开肉，可以注意到整个切口上的组织颜色多么粉。

完全整流波形

做同样的练习。注意切割过程会像完全过滤波形一样的光滑。该波形提供50%的切割和50%的凝固。沿着切线会形成凝固。

部分整流波形

重复同样的练习。如果做切割的话会非常困难，因为该波形主要作用是凝固。现在，把电极换成球状电极（135）。按下电源开关，用球状工作尖轻触肉，形成白色凝固。

电灼波形（图8.4）

将手柄从激活接口拔下来，插入电灼接口。将功率设置到"9"（在口内，功率设置与做切割时的功率相同）。使用116、117或113F电极，将电极放在肉表面上方一点点。当踩下脚踏时，一个电火花会从电极尖跳跃至组织表面。该波形只会形成表浅的破坏。用刀片切开经过电灼的区域去观察所制造的破坏的极浅深度。

实验室练习程序

1. 使用Vari-Tip电极（118）或直丝状电极（110）和完全过滤波形，练习做一系列深度不同的切口来模拟切口翻瓣操作。用完全整流波形重复这些切口直至掌握合适的速度和控制。

2. 安装一个环状电极（128）到手柄上。用完全过滤波形和环状电极做牙龈成形或平整类操作。环状电极放在组织里不同深度来平整或成形组织，但是放入组织的深度绝不能超过环直径1/3。在实验室样本上，想象着在切除一个缝龈瘤或可能在轻轻地打薄一个增生肥厚的上腭。现在换成完全整流波形重复该练习（图8.5）。

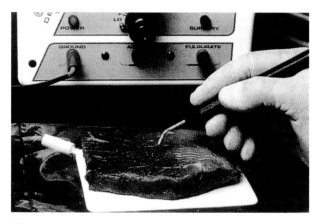

图8.4
用笔尖状电极（113F）练习电灼。注意手柄插到设备上的"电灼"插口。

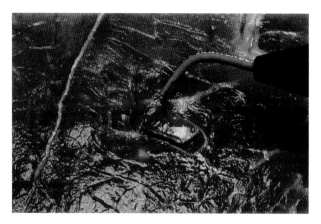

图8.5
用环状电极（128）进行牙龈成形或软组织平整类的操作。

3. 使用一个球状电极（135）和部分整流波形来熟悉凝固操作。电极功率加上后，用球状电极轻触肉，使其发生变白凝固。做如下练习：让球状电极接触肉1秒，然后移动电极到邻近位置让电极接触肉3秒。然后再移动到下一个相邻位

置，保持接触5秒。继续移动到相邻位置并分别保持10秒、15秒和20秒。用刀片从凝固区域的中心切下去，分开肉并观察接触1秒所产生的组织破坏的深度，与10秒、15秒或20秒的对比（图8.6～图8.8）。

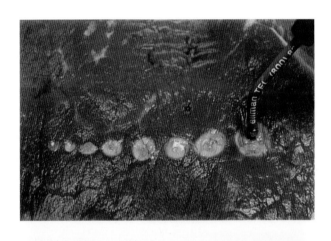

图8.6

用球状电极和部分整流波形进行凝固操作练习。用球状电极做一系列凝固，分别保持和软组织接触1、5、10、15、20秒。

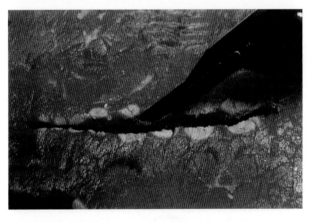

图8.7

用刀片从这一系列凝固区域的中心切下去。

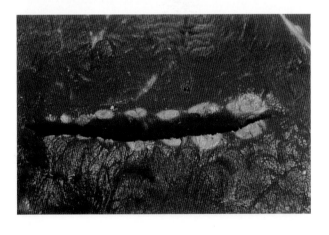

图8.8

将肉分开，可以看到从1秒到20秒的不同时间的凝固处理所产生的组织破坏的不同。

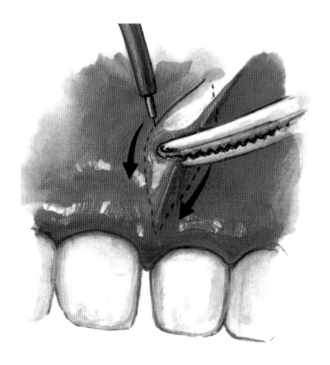

图8.31

示意图显示系带被止血钳和Vari-Tip电极（118）从周围组织中分离出来。

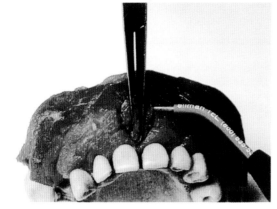

图8.32

用Vari-Tip电极（118）做水平切口松解系带。

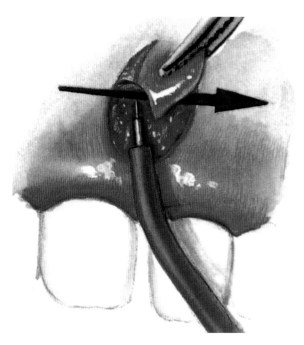

图8.33

图8.32所示步骤的示意图。

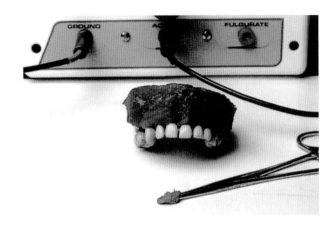

图8.34

将夹在止血钳两喙之间的系带完整切割。

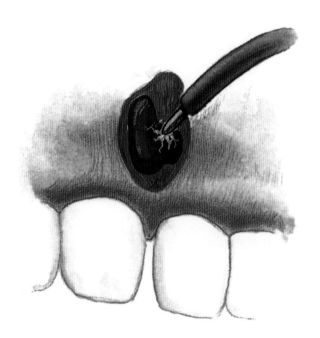

图8.35

电灼处理骨组织附近止血。

9 患者宣教和市场营销
PATIENT EDUCATION AND MARKETING

　　由于更新的粘接修复和牙科材料，牙科领域发生了大幅度的变革。新闻媒体让患者知道了粘接、漂白、喷砂、高频电波刀手术和牙科激光。今天的患者已经变成了好学的、受过教育的消费者。成功的牙医必须学习、评估和整合这些改变，将它们作为新的令人兴奋的挑战。让患者意识到牙医在努力地评估这些最新的技术并将其应用到牙科临床。

　　全世界的牙医都面临着需要提供美学的高质量的牙科治疗而同时维持现有的患者量和收费结构的挑战。牙科诊所既是生意又是专业，今天的牙医必须学习如何在二者之间平衡。

　　一个诊所要论得上成功，不仅要提供高质量的治疗，还要能付得起诊所的开支并且盈利。高质量治疗和盈利之间的平衡带领牙医走向一个有价值的事业。

　　高频电波刀手术是一个可以满足当今的患者和牙医需要的治疗模式。它是一种术后出血极少的手术操作。高频电波刀手术减少瘢痕形成并且常常术后不需要缝合。

　　高频电波刀手术必须被整合进日常诊疗让其充分发挥效力。高频电波刀手术设备必须安装在每台椅位的一个方便的容易拿到使用的位置。选购好工作尖和手柄随时可供医生使用，每个治疗室都存有不同的术后敷料，这些会大大促进此种手术的广泛开展。

　　所有的诊所员工懂得高频电波刀手术设备的使用和所做的操作以及术后指导。由于诊所员工常被患者问到手术和术后处理的一些问题，所以员工们要起到医生和患者之间联络员的角色。助理掌握关于高频电波刀手术的知识将保证手术操作的正确器械设备准备和正确的器械使用后消毒。诊所行政管理须熟知每种治疗的保险编码，当涉及时给患者的费用走保险报销。这里有一个本书作者操作并解说的15个手术案例的全面深入的录像，为牙医和诊所员工熟悉不同的高频电波刀手术技术提供了一个很好的途径（图9.1）。

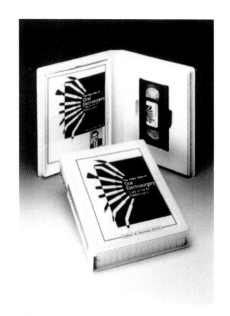

图9.1

口腔电手术视频录像集——来自Dr. Jeffrey A. Sherman的最先进的高频电波刀手术。

北岸口腔颌面外科手术中心
快报

2卷1号　　　　　　　　　　　　　　　　　　　　　1996年1月

R. Alexander, D.D.S.
美国口腔颌面外科学会认证专科医生
纽约亨廷顿七号商业街308号，11743　　　　　　　　　　　(516) 547-8324

图9.2

一个患者简报的例子，解释了高频电波刀手术在口腔颌面外科手术操作中的优点。感谢Dr. R. Alexander授权转载。

北岸口腔颌面外科手术中心开展高频电波刀手术

什么是高频电波刀手术？高频电波刀手术是用手术设备——Surgitron进行的手术。Surgitron实际是一个便携电磁波发生器，它释放频率为$2\sim4MHz$，高于AM而低于FM频率的电磁波。电磁波通过一个手柄传送出来，就像电烙设备或激光一样。

从高频电波刀手术设备释放出来的高频电磁波信号可以实现无压力的、显微水平光滑的、不出血的切口。高频电波刀手术切口完全不同于频率低一些的电手术设备和二氧化钛激光的切口，二者所做的切口由于侧方热产生量大造成更多的组织破坏。

与刀片、CO_2激光和传统电手术相比，高频电波刀手术会对切口边缘有什么样的影响呢？高频电波刀手术所获得的样本的边缘的质量与刀片的类似，没有因热和机械引起的组织改变。换言之，高频电波刀手术与电手术或CO_2激光相比产生的侧方热更少，从而更少引起组织的破坏。用高频电波刀手术设备获得的组织学样本与刀片切割获得的样本类似，没有明显的组织变形或凝固。用电手术或CO_2激光获得的样本的边缘总是有碳化

和热变化。用高频电波刀手术设备进行手术与CO_2激光手术或传统电手术相比，带来更快地愈合、更少的结痂和更少的术后不适。此外，高频电波刀手术设备的成本效率是CO_2激光设备的$10\sim40$倍。

北岸口腔颌面外科手术中心用高频电波刀手术做什么类型治疗呢？

口内病变

所有软组织病变的切除。高频电波刀手术特别适合切除不合适的义齿引起的炎症性纤维性肥大、黏膜减薄术和唇的修整。当用电手术或CO_2激光切除这些病变时，所需愈合时间更长，术后不适更严重。

悬雍垂腭成形术或鼾症手术

该手术重塑软腭打开气道。该术式消除打鼾或明显降低鼾症。该术式也可用于治疗阻塞性睡眠呼吸暂停综合征，可消除或降低呼吸暂停的长度和数目，并治疗鼾症。与CO_2激光相比，用高频电波刀手术做该术式具有更少的不适感和明显更低的费用。

表浅皮肤病损

在口外，我们用高频电波刀手术切除头颈部的表浅皮肤病损，包括痣角化病、皮赘和疣状突起。当用刮除切割技术切除这些病损时，几乎不会有瘢痕形成。最糟糕的情况仅仅是患者在术区可能留下一个颜色稍淡的小圆形区域。

毛细血管扩张

我们也用高频电波刀手术切除面部和颈部的毛细血管扩张，患者仅有些许不适或没有不适。

总而言之，与电手术和CO_2激光手术相比，高频电波刀手术具有以下优点：（1）由于没有碳化因而瘢痕更少；（2）更少的术后不适；（3）与激光手术相比患者花费更少。

患者宣教和医患沟通对于成功的牙科诊所是必需的。一个经充分告知宣教的患者会认可高频电波刀手术相比于传统手术的优势。笔者要给的一个建议是制作一个患者简报（图9.2）。此外，可以放一本包含高频电波刀手术应用于冠延长、粘接修复和美学修复的术前术后照片的影集在候诊区，用一个标识解释高频电波刀手术的优点。给社区报纸写一篇相关文章或给当地电台和电视台写一个相关的新闻稿，这些也可以让患者和大众了解高频电波刀手术的优点。

表9.1 高频电波刀手术的不同治疗项目。收费标准在全世界不同地区会有差异，这里列出的收费标准仅做参考比较

高频电波刀手术治疗项目	CDT5编码	收费价目表
可以看到假设高频电波刀手术设备按照最低的收费标准50美元一天只用4次，诊所的收入将会增加至少200美元一天、1000美元一周或50000美元一年。		
牙龈切除或牙龈成形术 苯妥英钠性牙龈增生——每1/4区	D4210	350美元
牙龈切除术——每牙	D4211	50美元
牙龈翻瓣术，包括根面平整——每区	D4240	400~600美元
带蒂软组织移植术	D4270	475美元
游离软组织移植术——包括供区位点	D4274	450美元
治疗性牙髓切断术——不包括最终修复体	D3220	95~125美元
外漂白——每牙弓	D4274	200~250美元
口腔软组织活检	D7286	275美元
脓肿切开引流——口内软组织	D7510	175美元
脓肿切开引流——口外软组织	D7520	225美元
系带切开切除——系带切除或系带切开，不同的术式	D7960	325美元
切除增生组织、龈瘤或腭侧软组织打薄——每牙弓	D7970	325美元
切除冠周牙龈	D7971	175美元
治疗性牙髓切断术（仅冠髓）	D3220	93美元
牙髓治疗（可吸收材料充填）；乳前牙（仅冠髓）	D3230	129美元
牙龈切除或牙龈成形术（冠边缘牙龈凹槽形成——每区）	D4210	293美元
牙龈切除或牙龈成形术（冠边缘牙龈凹槽形成——每牙）	D4211	107美元
种植体二期暴露基台安装	D4211	107美元
桥体位置牙槽嵴预备	D4211	107美元
翻瓣术（每区）	D4220	275美元
骨手术（包括翻瓣和缝合）	D4260	517美元
结缔组织移植	D4273	275美元
远中楔形瓣	D4274	175美元
需要翻瓣的已萌出手术拔除	D7210	143美元
残根手术拔除（切割）	D7250	52美元
阻生或未萌牙的手术拔除	D7281	151美元
口腔软组织活检	D7286	100美元
拔牙术中进行的牙槽骨成形术（每区）	D7310	139美元
不是拔牙术中的牙槽骨成形术（每区）	D7310	186美元
切除良性肿瘤——病变直径最大1.25cm	D7430	189美元
切除恶性肿瘤——病变直径最大1.25cm	D7440	203美元
切除牙源性囊肿或肿瘤——病变直径最大1.25cm	D7450	216美元
系带切开切除（系带切除或系带切开）	D7960	187美元
切除增生软组织（每牙弓）	D7970	340美元

高频电波刀手术收费

所有的高频电波刀手术操作都需要患者付费，这一点非常重要。一个免费的手术常常被认为是不重要的，是理所应当的，应该改收费。高频电波刀手术由于其止血特性可以实现更精确和美观的切口并且降低患者术后不适感。收费不仅是对医生工作付报酬，也让这个手术得到患者认可（表9.1）。

附录：高频电波刀手术器械
APPENDIX: INSTRUMENTS

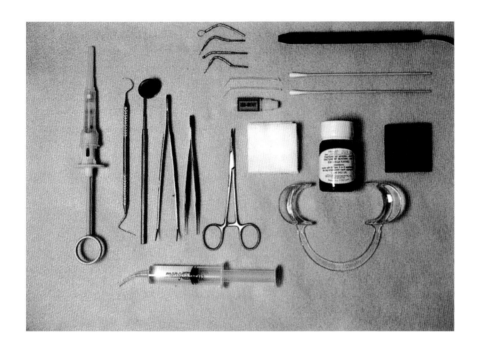

图附1所示手术器械组成了高频电波刀手术的一个基本器械配置，每种操作中电极工作尖和金属器械略有不同。基本器械配置应当包括塑料颊拉、所选的电极、Wipe-Its砂纸、纱布片用来清理电极和所选择的一些术后敷料。

上排，从左至右

可弯折电极

高频电波刀手术手柄

第二排，从左至右

Squeez-ett（上局部敷料的工具）

棉签（上没药安息香酊的工具）

Iso-Dent（局部敷料）

第三排，从左至右

注射器

探针/刻度探针

口镜

敷料镊

组织镊

止血钳

2英寸×2英寸纱布片

没药安息香酊

Wipe-Its（清理电极的砂纸片）

第四排，从左至右

装满了Peridex漱口水的一次性冲洗针管

塑料自张开颊拉

参考文献
REFERENCES

[1] Alexander, R. NSOMS announces radio-surgery. North Shore Oral and Maxillofacial Surgery Newsletter. 1996; **2**:1.

[2] American National Standard/American Dental Association: Specification No. 44 for dental electrosurgical equipment, 1979.

[3] Anderman II. Pedodontic electrosurgery I. *Quint Int* 1976; **12**:53.

[4] Anderman II. Pedodontic electrosurgery II. *Quint Int* 1977; **1**:31.

[5] Archer WH, *Oral Surgery: A Step-by-step Atlas of Operative Techniques.* Philadelphia, WB Saunders Company, 1966.

[6] Arembanc D, Bryan-Wade A. A comparative wound healing study following gingivectomy by electrosurgery and knives. *J Periodont Res* 1973; **8**:42.

[7] Centers for Disease Control and Prevention. Guidelines for infection control in dental healthcare settings – 2003. *MMWR* 2003; **52**(RR-17):1–76.

[8] Coeldo DH, Cavallaro J, Rothschild EA. Gingival recession with electrosurgery for impression making. *J Prosthet Den* 1975; **33**:422.

[9] Conroy CW. Clinical techniques in periodontal electrosurgery. *Electrosurgery in Dentistry* (ed. MJ Oringer). Philadelphia, WB Saunders, 1975.

[10] Conroy CW. Current concepts of periodontal therapy utilizing electrosurgery. *Oral Health* 1983; **73**:11.

[11] DePaola LG. Infection control and dental practice: frequently asked questions. *Compend Cont Ed Dent* 2004; **25**(suppl 1):38–42.

[12] Eisenmann D. Electron microscopic evaluation of electrosurgery. *Oral Surg* 1970; **29**:660–665.

[13] Farr C. Cyberknife: dental lasers enter the 21st century. *Dent Today* 1996; 86–88.

Fellman SJ. Electrosurgical preparation of gingival marginal tissue for fixed prosthodontics. *J Prosthet Dent* 1967; **17**:583.

[14] Finn SB. *Clinical Pedodontics.* Philadelphia, WB Saunders, 1967.

[15] Flocken JE. Electrosurgical management of soft tissues and restorative dentistry. *Dent Clin North Am* 1980; **24**:247.

[16] Friedman BEE, Margolin J, Piliero S. A preliminary study of the histological effects of three different types of electrosurgical currents. *NY State Dent J* 1974; **40**:349.

[17] Friedman J. The technical aspects of electrosurgery. *Oral* 1973; **36**:177.

[18] Glickman I, Imber LR. Comparison of gingival resection with electrosurgery and periodontal knife: A biometric and histologic study. *J Periodont* 1970; **41**:421–428.

[19] Goldman HM, Cohen DW. *Periodontal Therapy*, 5th ed. St Louis, CV Mosby, 1973.

[20] Goldstein AA. Radiosurgery in dentistry. *J Dentaire du Quebec* 1977; **14**:20.

[21] Goldstein AA. Radiosurgery in dentistry. *Oral Health* 1978; **68**:32.

[22] Goldstein AA. Radiosurgery in dentistry. Part 2. *Oral Health* 1978; **68**:36.

[23] Green K. High tech dentistry spurs practice growth. *Dent Econ* 1990; **80**: 81–3, 85–6.

[24] Grossman LI. *Endodontic Practice.* Philadelphia, Lea & Febiger, 1970.

[25] Guidant Corporation. *A Handbook for Patients; Implantable Cardioverter Defibrillator Therapy.* Guidant Corporation, 2003.

[26] Harris HS. *Electrosurgery in Dental Practice.* Philadelphia, Lippincott, 1975.

[27] Hassell T, Jacoway J. Clinical and scientific approaches to gingival enlargement. *Quint Int* 1980; **10**:53.

[28] Israel M. Use of the CO_2 laser in soft tissue and periodontal surgery. *Pract Periodontics Aesthet Dent* 1994; **6**:57–64.

[29] Kalkwarf KL, Krejci RF, Edison AR. A method to measure operating variables in electrosurgery. *J Prosthet Dent* 1979; **42**:566.

[30] Kalkwarf KL, Krejci RF, Wentz FM. Healing of electrosurgical incisions in gingiva: Early histologic observations in adult men. *J Prosthet Dent* 1981; **46**:662–669.

[31] Kalkwarf KL, Krejci RF et al (eds). Epithelial and connective tissue healing following electrosurgical incisions in human gingiva.

J Oral Maxillofac Surg 1983; **41**:80–85.

[32] Kalkwarf KL, Krejci RF et al. Lateral heat production secondary to electrosurgical incisions, Lincoln, Neb. *Oral Surg* 1983; **41**: 653.

[33] Kalkwarf KL, Krejci RF et al (eds). Histologic evaluation of gingival response to an electrosurgical blade. *J Oral Maxillofac Surg* 1987; **45**:671–674.

[34] Klein R. The benefits of laser dentistry. *Dent Manage* 1991; **31**:31–34.

[35] Klug RG. Gingival tissue regeneration following electrical retraction. *J Prosthet Dent* 1966; **16**:955–962.

[36] Koerner KR. Anterior apicos in general practice. *Dent Today* 1994; May 30–36.

[37] Krause-Hohenstein U, Sherman JA. Electrosurgery: Fundamental requirements for successful use. *Oral Health* 1985; **75**:51–55.

[38] Krause-Hohenstein U, Sherman JA. Fundamental requirements of electrosurgery, Part Two. *Oral Health* 1985; **75**:43–46.

[39] Krejci RF, Reinhardt RA et al (eds). Effects of electrosurgery on dog pulps under cervical metallic restorations. *Oral Surg Oral Med Oral Path* 1982; **54**:575–582.

[40] Kruger GO. *Textbook of Oral Surgery*. St Louis, CV Mosby, 1968.

[41] Malone WF. *Electrosurgery in Dentistry. Theory and Application in Clinical Practice*. Springfield, IL, Charles C Thomas, 1974.

[42] Malone WF, Eisenmann D, Kusek J. Interceptive periodontics with electrosurgery. *J Prosthet Dent* 1969; **22**:555.

[43] Malone WF, Oringer MJ, Harrison JD. Symposium on electrosurgery *Dent Clin North Am* 1982; **26**:4.

[44] Maness WL, Robert F, Clark RE et al. A histological evaluation of electrosurgical incisions varying frequency and waveform. *J Prosthet Dent* 1978; **40**:304.

[45] McCubbin J. A light year ahead. *Dent Pract* 1993; **31**:4–5.

[46] Meyers HD. Lasers in dentistry – their application in clinical practice. *Dent Econ* 1990; **80**:47–50.

[47] Noble WH, McClatchey KD, Douglass GD. A histologic comparison of effects of electrosurgical resection using different electrodes. *J Prosthet Dent* 1976; **35**:575.

[48] Oringer MJ. Electrosurgical aids in operative and restorative dentistry. *Dent Clin North Am* 1966; March: 55.

[49] Oringer MJ. *Electrosurgery in Dentistry*. Philadelphia, WB Saunders, 1969.

[50] Oringer MJ. Electrosurgery for definitive conservative modern periodontal therapy. *Dent Clin North Am* 1969; **13**:53.

[51] Oringer MJ. *Electrosurgery in Dentistry*. Philadelphia, WB Saunders, 1975.

[52] Oringer MJ. Reason and remedy for conflicting reports on comparative effects of steel scalpel and electrosurgical cutting of gingival tissues and alveolar bone. *J Am Dent Assoc* 1976; **92**:850.

[53] Oringer MJ. Electrosurgery's unique contributions to clinical dentistry. *Int Dent J* 1979; **29**:12.

[54] Oringer MJ. *Color Atlas of Oral Electrosurgery*. Chicago, IL, Quintessence Co., 1984.

[55] Otto JF Jr (ed.). *Principles of Minor Electrosurgery*. Cincinnati, Liebel-Flarsheim Co., 1957.

[56] Pameijer JH. Periodontal and occlusal factors in crown and bridge procedures. Amsterdam, Dental Center for Postgraduate Courses.

[57] Peterson A. Diagnostic electrosurgery: To rule in or out malignancy of oral tissues. *Quintessence Int* 1977; **2**:9.

[58] Philstrom BL, Carlson JF, Smith QT et al. Prevention of phenytoin associated gingival enlargement; a fifteen month longitudinal study. *J Periodont* 1980; **51**:311.

[59] Pollack SV. *Electrosurgery of the Skin*. New York, Churchill Livingstone, 1991.

[60] Schieda JD, DeMarco T, Johnson LE. Alveolar bone response to electrosurgical scalpel. *J Periodont* 1972; **43**:225.

[61] Schneider A, Zaki AE. Gingival wound healing following experimental electrosurgery: An electron microscopic investigation. *J Periodont* 1974; **45**:685.

[62] Schon F. *Electrosurgery in the Dental Practice*. Berlin, Buchund Zeitschriftren-Verlad, Die Quintessenz, 1971.

[63] Sherman JA. Electrosurgery: A review. *Oral Health* 1977; **67**:11.

[64] Sherman JA. Electrosurgery: An update. *Oral Health* 1982; **72**:11.

[65] Sherman JA. The effective removal and treatment of dilantin hyperplasia; the electrosurgical approach. *Dent Clin North Am* 1982; **26**:825–833.

[66] Sherman JA. Electrosurgical accessories. *Oral Health* 1986; **76**:6.

[67] Sherman JA. Electrosurgery/radiosurgery in fixed prosthodontics. In: *Clarks Clinical Dentistry*, Vol 4 (ed JF Hardin). Philadelphia, J.B. Lippincott, 1993.

[68] Sherman JA. Radiosurgery: the answer to quality dentistry and increased production. *Dent Econ* 1994; **84**:78–79.

[69] Sherman JA. Radiosurgery; the safe, indispensable technology in dentistry. *1000 Gems Update* 2001; Spring:19–21.

[70] Sherman, JA. Radiosurgery: 2002. *Dent Today* 2002; **21**:98–101.

[71] Sherman JA. Radiosurgery: the cutting edge. *Contemp Esthet Rest Pract* 2002; **6**:86–91.

[72] Shuman IE. Bipolar versus monopolar electrosurgery: clinical applications. *Dent*

Today 2001; **20**:74–81.

[73] Sozio R, Riley EJ, Shklar G. A histologic and electronic evaluation of electrosurgical currents: Non-filtered full wave modulated vs. filtered current. *J Prosthet Dent* 1975; **33**:300.

[74] Strong D. Clinical response of gingival contouring on humans with the electrosurgical scalpel. *Oral Health* 1974; **64**:20.

[75] Tjossem TD. Psychologic considerations in the care of the adolescent dental patient. *Dent Clin North Am* 1966; July:449–461.

[76] Walsh LJ. Soft tissue management in periodontics using a carbon dioxide surgical laser. *Periodontology* 1994; **13**:13–19.

[77] Zetner K, Sherman JA. Radiosurgery – state of the art veterinary dentistry. *Veterinary Forum*, March 1995.